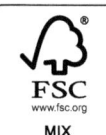

Sigrid König

Komplementärmedizin bei Brustkrebs

Ein Erfahrungsbericht

© 2023 Sigrid König

sigrid_koenig@arcor.de

Herstellung und Verlag: BoD - Books on Demand, Norderstedt

ISBN: 9 7837 5685 1522

Urheberrecht

Allgemeiner Hinweis

Zur besseren Lesbarkeit von Personenbezeichnungen und personenbezogenen Wörtern nutze ich immer nur entweder die weibliche oder die männliche Form. Alle Begriffe gelten selbstverständlich für alle Geschlechter.

Für Simone

Wunderliches Wort, die Zeit vertreiben.

Sie zu halten wäre das Problem.

Rainer Maria Rilke

Inhalt

Warnhinweis und Haftungsausschluss

Die in diesem Buch beschriebenen komplementärmedizinischen Behandlungsmethoden sind NICHT geeignet, um Brustkrebs zu heilen! Keine der beschriebenen Behandlungsmethoden ersetzt die konventionelle schulmedizinische Brustkrebstherapie.

Alle in diesem Buch enthaltenen therapeutischen Hinweise ersetzen keinen Besuch bei einem Arzt oder dessen Verordnungen. Sie sind als begleitende, komplementärmedizinische Behandlungsmethoden zu verstehen, die den Allgemeinzustand des Patienten verbessern und Nebenwirkungen reduzieren können.

Dieses Buch beruht auf den persönlichen Erfahrungen der Autorin. Sie haben keinen Anspruch auf Vollständigkeit oder Allgemeingültigkeit.

Wenn die beschriebenen Behandlungsmethoden, zum Einsatz kommen, sollten sie vorher immer mit den behandelnden Ärzten abgesprochen werden.

Die Autorin oder der Verlag übernehmen keinerlei Haftung für Schäden, die direkt aus der Anwendung oder der Verwendung der Angaben in diesem Buch entstehen.

Alle Angaben sind für Interessierte als Informationen gedacht.

Einleitung

Die Diagnose Brustkrebs löst einen emotionalen Schock aus, der sich bei jeder Patientin in anderer Form äußert. Das bisherige Leben ändert sich von einer Sekunde auf die andere. Nichts bleibt, wie es war.

Fest steht aber auch, dass Brustkrebs heute kein Todesurteil mehr sein muss. Die unterschiedlichen schulmedizinischen Behandlungsmöglichkeiten sind jahrzehntelang erprobt und werden heute in zertifizierten Brustzentren nach den Standards der sogenannten „S3-Leitlinie zur Früherkennung, Diagnostik, Therapie und Nachsorge des Mammakarzinoms" durchgeführt. Sie sind immer individuell auf die betroffene Person zugeschnitten.

Eine Brustkrebstherapie ist aber nach wie vor kein Spaziergang. Alle Therapien bringen Nebenwirkungen mit sich, die die Lebensqualität zumindest im Zeitraum der jeweiligen Therapiephase beeinträchtigen.

Mit der Komplementärmedizin wird versucht, die Nebenwirkungen der schulmedizinischen Therapie abzumildern oder sogar zum Verschwinden zu bringen, um die Lebensqualität der Patientin in dieser Zeit zu verbessern. Das Feld der Komplementärmedizin ist weitgefächert und nicht jede Therapie ist für jede Person geeignet. Probieren Sie verschiedene Methoden aus. Tauschen Sie sich mit anderen Patientinnen aus und bleiben Sie neugierig. Jeder findet seine persönlichen Tricks und Hilfsmittel, die vielleicht auch für Sie geeignet sind.

Bewegung ist ein zentrales Hilfsmittel im gesamten Therapieverlauf. Um einen im Bett verbrachten Tag wieder aufzuholen, braucht es zwei weitere Tage. Selbst wenn die inneren Widerstände an manchen Tagen unüberwindbar erscheinen, eine halbe Stunde langsames Gehen an der frischen Luft bewirkt wahre Wunder.

Sprechen Sie mit Ihren Behandlungsteams über komplementär-medizinische Behandlungsverfahren und verheimlichen Sie deren Einsatz nicht. In den meisten Fällen steht das medizinische Personal den Verfahren offen gegenüber und kann ihnen sogar Ansprechpartner nennen.

Es ist richtig, dass die Wirkmechanismen vieler komplementär-medizinischer Behandlungsverfahren nach wissenschaftlichen Maßstäben nicht nachweisbar sind. Daraus lässt sich aber nicht unbedingt folgern, dass sie auch nicht wirksam sind. Es gibt viele Argumente und Gegenargumente, aber diese Diskussion soll hier nicht geführt sollen. Ich persönlich sehe diesen Punkt mit den Erfahrungen aus meiner Brustkrebstherapie in der Zwischenzeit sehr pragmatisch: Wer heilt hat Recht.

Sigrid König, Illingen 2023

Brustkrebs in Deutschland

Unter einer Krebserkrankung versteht man aus medizinischer Sicht, dass sich körpereigene Zellen „bösartig" verändern und in ein unkontrolliertes Wachstum übergehen. Sie übernehmen keine Funktion mehr, sondern dringen in das sie umgebende, gesunde Gewebe ein und zerstören es in der Regel. Laut den Angaben des ZfKD (Zentrum für Krebsregisterdaten im Robert Koch-Institut Berlin) erkrankten 2019 in Deutschland 502.655Menschen an Krebs. Die mit Abstand häufigste Krebserkrankung bei Frauen ist der Brustkrebs, das Mammakarzinom. In 2019 gab es 71.375 Neuerkrankungen, in etwa einem Prozent der Fälle sind Männer davon betroffen. Statistische Auswertungen zeigen, dass die relative 5-Jahres-Überlebensrate bei 88% und die relative 10-Jahres-Überlebensrate bei 83% liegt. [1]

Diese Zahlen sind im ersten Moment erschreckend, denn sie bedeuten, dass jede 8. Frau in Deutschland an Burstkrebs erkrankt. Aber sie belegen auch, dass die Diagnose Brustkrebs nicht mit einem Todesurteil gleichzusetzen ist. Die Schulmedizinische Behandlung von Brustkrebs ist seit vielen Jahrzenten erprobt und durch weitere Forschungsergebnisse werden die Behandlungsmethoden stetig weiterentwickelt und verbessert. In der Zwischenzeit ist hinreichend belegt, dass Brustkrebs nicht gleich Brustkrebs ist und daraus folgt, dass jede Therapie auf jede Patientin individuell zugeschnitten wird.

Die schulmedizinische Behandlung von Brustkrebs

Die klassische Behandlungsstrategie der Schulmedizin bei Brustkrebs ruht auf mehreren Säulen: dem chirurgischen Eingriff, der Chemotherapie, der zielgerichteten Krebstherapie, der Strahlentherapie und der Hormonbehandlung. Auf Grund der vorgefundenen patientenspezifischen Befunde können die Therapien in unterschiedlicher Reihenfolge durchgeführt werden. Es kann sinnvoll sein, zuerst zu operieren, oder zuerst eine Chemotherapie durchzuführen, um den Tumor zu verkleinern. Oder es kommt eine Kombination aus Chemotherapie, Operation und danach wieder Chemotherapie zum Einsatz. Bei speziellen genetischen Tumortypen kann sogar auf eine Chemotherapie ganz verzichtet werden. Bei einer vollkommenen Entfernung des Brustgewebes ist eine Strahlentherapie in der Regel nicht notwendig.

Um all diese Entscheidungen treffen zu können, ist eine umfassende Diagnostik erforderlich. Das sogenannte Tumorboard, ein Zusammenschluss aller behandelnden Ärzte der relevanten Disziplinen, erarbeitet auf der Grundlage aller Ergebnisse einen individuell zugeschnittenen Therapieplan der sich nach der aktuellen „S3-Leitlinie zur Früherkennung, Diagnostik, Therapie und Nachsorge des Mammakarzinoms" richtet.

Der chirurgische Eingriff

Bei dem chirurgischen Eingriff wird das Tumorgewebe vollständig entfernt. Sicherheitshalber wird auch ein Teil des gesunden Gewebes, das den Tumor umgibt, mitentfernt. Die Schnittränder werden histologisch untersucht um sicherzustellen, dass keine Tumorzellen zurückgeblieben sind.

Wenn möglich, wird heute brusterhaltend operiert. Das bedeutet, dass so wenig wie möglich, aber so viel wie nötig Brustgewebe entfernt wird. Bei brusterhaltenden Operationen können, je nach

Größe des Operationsfeldes, unterschiedliche Strategien zum Wiederaufbau der Brust nachfolgen, die in der Regel mit weiteren chirurgischen Eingriffen verbunden sind.

Die sogenannte Mastektomie, die vollständige Entfernung des Brustgewebes erfolgt heute eher selten. Durch das Einsetzen eines Implantates kann aber auch bei den meisten dieser Konstellationen die Brust wieder rekonstruiert werden.

Bei allen Brustkrebsoperationen wird heute immer der sogenannte Wächterlymphkonten entfernt und noch während der Operation histologisch untersucht. Ist der Wächterlymphknoten frei von Krebszellen, kann davon ausgegangen werden, dass der Brustkrebs nicht gestreut hat. Zeigt der Wächterlymphknoten einen positiven Tumorzellbefund, werden weitere, sich anschließende Lymphknoten entfernt, um eine weitere Metastasierung über die Lymphknoten zu verhindern.

Die Chemotherapie

Bei einer Chemotherapie werden Medikamente gegeben, die sogenannten Zytostatika, die das Wachstum und die Teilung von schnellwachsenden Zellen hemmen. Mit der Chemotherapie werden zwei Ziele verfolgt: den vorhandenen Tumor zu verkleinern oder zum Verschwinden zu bringen und eventuell in den Körper „abgewanderte Tumorzellen" ebenfalls zu vernichten, um Metastasen vorzubeugen.

Aber nicht nur Tumorzellen teilen sich sehr schnell und häufig, auch verschiedene gesunde Zellpopulationen teilen sich sehr schnell und häufig, wie beispielsweise die Blutkörperchen, Zellen des Immunsystems, Schleimhautzellen und die Haarzellen. Da die Wirkmechanismen der Zytostatika unspezifisch greifen, sind alle schnellwachsenden Zellen betroffen und deshalb können Nebenwirkungen nicht ausgeschlossen werden.

Chemotherapien werden entweder als Infusion oder in Tablettenform verabreicht. Sie erfolgt über mehrere Monate und die Therapie unterteilt sich in einzelne Behandlungszyklen bei denen Einzelmedikamente oder Medikamentenkombinationen zum Einsatz kommen.

Die zielgerichtete Krebstherapie

Bei den zielgerichteten Krebstherapien werden Medikamente verabreicht, die das Wachstum von Tumorzellen direkt beeinflussen. Signalübertragungswege innerhalb der Tumorzellen oder Oberflächenmerkmale der Tumorzellen werden blockiert und so wird deren Wachstum gehemmt oder unterbunden.

Die bekannteste zielgerichtete Immuntherapie arbeitet mit Antikörpern gegen HER2-Rezeptoren. HER2-Rezeptoren sind Bindungsstellen für Wachstumsfaktoren an der Zelloberfläche, die bei HER2-positiven Tumoren in übermäßig großer Anzahl nachgewiesen werden können. Die spezifischen Antikörper gegen HER2-Rezeptoren blockieren die Andockstellen für die Wachstumsfaktoren und hemmen oder unterbinden so das Tumorwachstum.

Die Forschungen auf diesem Gebiet werden stetig vorangetrieben und in der Zwischenzeit sind weitere spezifische Merkmale bekannt, zu denen zielgerichtete Therapien entwickelt werden, die nach dem gleichen oder einem ähnlichen Prinzip funktionieren.

Da die Strukturen, gegen die spezifische Antikörper eingesetzt werden, auch an oder in gesunden Zellen vorkommen, können auch bei diesen Therapieformen Nebenwirkungen nicht ausgeschlossen werden.

Zielgerichtete Tumortherapien werden als Infusion oder in Tablettenform über mehrere Zyklen, häufig in Kombination zur Chemotherapie verabreicht.

Die Strahlentherapie

Zur Strahlentherapie werden ionisierende Strahlungen eingesetzt, die genau auf das zu bestrahlende Gewebe ausgerichtet werden. Die ionisierenden Strahlen zerstören die Zell-DNA und verhindern so das weitere Wachstum der Zellen. Gesunde Zellen, deren Bestrahlung nicht verhindert werden kann, sind gegenüber ionisierender Strahlung sehr viel unempfindlicher. Über körpereigene Reparaturmechanismen erholen sich gesunde Zellen wieder, im Gegensatz zu Tumorzellen, die durch die Strahlung stark geschädigt werden und absterben.

Bestrahlt wird in der Regel nach brusterhaltenden Operationen oder wenn ein Tumor nicht restlos entfernt werden konnte. Die Strahlentherapie wird über mehrere Wochen meist täglich durchgeführt. Da das Bestrahlungsfeld mit der heutigen Gerätegeneration sehr genau eingestellt werden kann, sind die Nebenwirkung im Vergleich zu früher verhältnismäßig gering.

Die Hormonbehandlung

In vielen Fällen sind Brustkrebstumore hormonabhängig. Das bedeutet, dass die Tumorzellen an ihrer Zelloberfläche Andockstellen für die weiblichen Hormone Östrogen und Progesteron tragen. Die Hormone binden über diese Andockstellen an den Tumorzellen an und fördern deren Wachstum. An dieser Stelle greift die Hormontherapie ein.

Dazu gibt es zwei Wege. Entweder wird die körpereigene Östrogenproduktion durch die sogenannten Aromatasehemmer komplett verhindert oder die Andockstellen werden durch Medikamente blockiert. Man müsste die Hormontherapie also genaugenommen als Anti-Hormontherapie bezeichnen. Befindet sich die Patientin vor oder nach der Menopause, werden unterschiedliche Präparate eingesetzt.

Die Behandlung wird über mehrere Jahre durchgeführt. Die Nebenwirkungen entstehen durch den Wegfall der Hormone.

Meine Erfahrungen mit der schulmedizinischen Behandlung

Alle schulmedizinischen Behandlungen waren die Grundvoraussetzung für die Überwindung meiner akuten Krebserkrankung.

Die vorläufige Diagnose erstellte ein Frauenarzt, der mich in die gynäkologische Abteilung einer benachbarten Klinik überwies, in der alle weiter erforderlichen Untersuchungen durchgeführt wurden. Die Verdachtsdiagnose wurde bestätigt. Mit der verantwortlichen Chefärztin war es mir nicht möglich, ein vertrauensvolles Arzt-Patienten-Verhältnis aufzubauen und ich habe entschieden, für die gesamte Therapie eine andere Klinik zu wählen. Auf meine Bitte hin wurden alle bereits erhobenen Befunde der Klinik meiner Wahl vollständig zur Verfügung gestellt.

Es war nicht einfach, die für mich richtige Klinik zu finden. Mehrere Faktoren sollten zusammentreffen. Es kam nur eine Klinik infrage, die über ein zertifiziertes Brustzentrum verfügt, das in den Klinikbetrieb integriert und nicht nur angeschlossen ist. Ich legte großen Wert darauf, dass alle chirurgischen Maßnahmen und auch eine eventuell erforderliche Chemotherapie durch das gleiche Ärzteteam betreut wurde.

Ein weiterer Faktor war die Größe der Klinik. Durch meine Berufserfahrung, die ich im Laufe der Jahre in unterschiedlichen Kliniken und medizinischen Instituten gesammelt habe, weiß ich die Schulmedizin wirklich zu schätzen. Ich kenne aber auch die Schattenseiten. Ich denke hier im Besonderen an die heute alles bestimmende Profitorientierung im Gesundheitswesen und die damit verbundenen Auswirkungen, die jeden Patienten unmittelbar betreffen. Den Klinikbetrieb einer Universitätsklinik oder eines großen akademischen Lehrkrankenhauses konnte ich mir für meine Behandlung nicht vorstellen.

Es kamen drei Klinken in die engere Wahl und ich entschied mich für die kleinste. Sie verfügt über ein integriertes, zertifiziertes Brustzentrum mit einem ausgezeichneten Ruf und enger Kooperation mit dem DKFZ (Deutsches Krebsforschungszentrum Heidelberg). Alle relevanten Fachabteilungen sind vor Ort und niedergelassene Spezialisten (Nuklearmedizin, Kardiologie) sind in unmittelbarer Nähe und kooperieren ebenfalls mit dem Brustzentrum.

Die medizinische Betreuung war ausnahmslos hochprofessionell, die Ärzte und das pflegerische Personal waren ausgesprochen kompetent und empathisch. Es war für mich von entscheidender Wichtigkeit, dass ich zu dem behandelnden Ärzteteam und zu allen Therapeuten ein offenes und vertrauensvolles Verhältnis aufbauen konnte. Ich wurde ausgezeichnet beraten und hatte über den gesamten Therapieverlauf immer das Gefühl, die für mich richtigen Entscheidungen zu treffen.

Jeder Therapieschritt wurde detailliert mit mir diskutiert und ich entschied mich für folgende Vorgehensweise:

Auf Grund der Tumorgröße wurde das Drüsengewebe der befallenen Brust vollständig entfernt und im Rahmen der gleichen Operation ein Silikonimplantat eingesetzt. Die anschließende Tumortypisierung und der Prosigna-Assay® ergaben ein hohes Rezidiv-Risiko und es wurde eine Standard-Chemotherapie angeschlossen. Eine Strahlentherapie konnte entfallen, da das komplette Brustgewebe entfernt wurde. Nach der Chemotherapie habe ich eine Hormonbehandlung mit Aromatasehemmern begonnen, die mir für mindestens sieben Jahre empfohlen wurde. Kurze Zeit nach Abschluss der Chemotherapie habe ich einen Anschlussheilbehandlung in Anspruch genommen.

Komplementärmedizinische Behandlungsverfahren

Vorausgeschickt werden muss, dass die Komplementärmedizin nicht mit der Alternativmedizin gleichzusetzen ist. Beide Disziplinen müssen deutlich voneinander abgegrenzt werden. Komplementärmedizinische Behandlungsverfahren umfassen Therapieangebote, die begleitend und ergänzend zur Schulmedizin eingesetzt werden. Bei alternativmedizinischen Behandlungsverfahren wird auf die schulmedizinische Behandlung verzichtet.

Prinzipiell ist festzustellen, dass das Interesse an komplementärmedizinischen Behandlungsmethoden stetig zunimmt.

Viele der komplementärmedizinischen Verfahren sind allerdings nicht wissenschaftlich belegt. Es gibt zu den unterschiedlichen Verfahren nur wenige oder sogar keine verlässlichen Studien, mit denen der Erfolg der Methoden unter wissenschaftlichen Gesichtspunkten nachgewiesen werden kann.

Das hat unterschiedliche Ursachen. Es gibt für viele von den Patienten beschriebenen Effekte keine geeigneten Messverfahren oder die Teilnehmergruppen sind zu klein und/oder es fehlt eine geeignete Kontrollgruppe. Manche Studien verfügen nicht über eine hinreichende statistische Auswertbarkeit, weil der Studienaufbau nicht den heutigen wissenschaftlichen Standards entspricht.

Fast alle Brustkrebspatientinnen möchten heute aktiv zum Therapieerfolg beitragen und informieren sich deshalb über komplementärmedizinische Behandlungsverfahren. Mehr als die Hälfte der Patientinnen findet für sie geeignete Methoden, um die schulmedizinische Behandlung zu begleiten und zu unterstützen.

Es gibt eine Vielzahl von Behandlungsmethoden, die unter dem Begriff der Komplementärmedizin zusammengefasst werden.

Zu ihnen gehören auch zum Teil jahrhundertealte Konzepte, die sich (ohne Anspruch auf Vollständigkeit) in Anlehnung an das National Institute of Health in mehrere Gruppen einteilen lassen. [2]

- Physikalische Therapien wie Manuelle Therapie, Lymphdrainage und Massage
- Homöopathie
- Verfahren, die auf Naturprodukte wie Heilkräuter oder andere natürlich vorkommende Stoffe wie Propolis zurückgreifen
- Verfahren, die Vitamine und andere Nahrungsergänzungsmittel empfehlen
- Verfahren, die mit Energiefeldern arbeiten, wie Reiki oder Therapeutic Touch
- Verfahren, die die Einheit von Körper und Geist und deren Wechselwirkungen nutzen, wie Yoga, Tai-Chi, Meditations- und Entspannungstechniken
- Bewegungskonzepte wie LifeKinetik® und Ausdauertraining

Komplementärmedizinische Behandlungsmethoden werden, bis auf wenige Ausnahmen, in Deutschland nicht von den gesetzlichen Krankenkassen erstattet.

Bei den Recherchen zu diesem Buch habe ich festgestellt, dass ich, ohne mir darüber bewusst zu sein, aus jeder dieser Gruppen eine oder mehrere Behandlungsmethoden genutzt habe. Nachfolgend stelle ich die von mir genutzten Verfahren vor und beschreibe meine Erfahrungen, die ich im Verlauf der gesamten Therapie damit gemacht habe. Die Reihenfolge richtet sich nach der Bedeutung, die die Behandlungsmethoden für mich persönlich in meinem Therapieverlauf eingenommen haben.

Homöopathie

Der Begriff Homöopathie kommt aus dem Griechischen und bedeutet so viel wie „Ähnliches Leiden". Gemeint ist damit das Wirkprinzip der Homöopathie: „Ähnliches möge mit Ähnlichem geheilt werden". Dieses seit Hippokrates (um 400 v. Chr.) bekannte Prinzip war im Mittelalter von dem berühmten Arzt Paracelsus schon einmal aufgegriffen worden. Doch erst Hahnemann erkannte die zugrundeliegenden Gesetzmäßigkeiten, führte systematische und wissenschaftliche Untersuchungen dazu durch und baute das Prinzip zu einer umfassenden Heilmethode aus. [3]

Er führte mit seinen Schülern zahlreiche Selbstversuche mit pflanzlichen, tierischen und mineralischen Substanzen durch und protokollierte alle auftretenden Symptome genau. Er verglich die so entstandene Symptomliste, die er als Arzneimittelbilder bezeichnete, mit bekannten Krankheitsbildern und fand so die Substanzen, die ähnliche Symptome hervorriefen, wie die eigentliche Erkrankung. In zahlreichen weiteren Versuchen setzte er die gefundenen Substanzen ein und erzielte erstaunliche Heilerfolge, die ihm die generelle Wirksamkeit des Prinzips bestätigten.

Bei den Behandlungen stieß er aber auf ein großes Problem. Viele dieser Stoffe waren je nach Konzentration toxisch und riefen starke Reaktionen hervor. Wie er auf das spezielle Prinzip der Potenzierung gekommen ist, ist leider nicht genau belegt. Bei der Potenzierung wird die Ausgangssubstanz verdünnt und „verschüttelt" und danach wieder verdünnt und „verschüttelt" und so weiter.

Wird ein Mittel in einer 10er Potenz hergestellt, wird die Ausgangssubstanz 1:10 verdünnt und verschüttelt und man erhält eine Potenzierung, die als D1 (Dezimalpotenz) bezeichnet wird. Benötigt man eine Substanz in einer D6 Potenzierung, wird dieser Vorgang fünfmal wiederholt. Homöopathische Potenzen unterscheiden sich von normalen physikalischen Verdünnungen. Durch das

Verschütteln werden die höheren Potenzen der Substanzen wirksamer und nicht schwächer, wie man annehmen könnte. Niedrige Potenzen wirken auf der körperlichen Ebene, hohe Potenzen greifen in das geistig-seelische Empfinden ein.

Um das passende homöopathische Mittel zu finden, bedarf es einer umfangreichen Anamnese und einer genauen Beobachtung der Symptome und der Modalitäten, den Begleitumstände, die das Befinden des Patienten verbessern oder verschlechtern.

Homöopathische Arzneien werden als Globuli, als Tinkturen oder in Tablettenform angeboten.

Grundsätzliche Fakten zur Homöopathie

Homöopathische Arzneimittel enthalten keine Giftstoffe und es gibt keine Wechselwirkungen mit anderen Medikamenten. Außerdem treten durch homöopathische Arzneimittel keine Nebenwirkungen auf.

Können homöopathische Mittel Krebs heilen? Nein! Die in diesem Buch beschriebene homöopathische Behandlung ist als klassische komplementäre Therapie zur konventionellen Brustkrebstherapie zu verstehen, die begleitend zu schulmedizinischen Krebstherapie eingesetzt wird. Sie ist auch nicht als Ersatztherapie für bestimmte schulmedizinische unterstützende Therapien wie beispielsweise Antibiotika zu sehen.

Die homöopathische Behandlung sollte unbedingt in Ansprache mit dem behandelnden Onkologen erfolgen und nicht verheimlicht werden.

Homöopathische Arzneien enthalten keine aktiven Wirkstoffe wie Antioxidantien, Vitamine oder diverse Pflanzenzubereitungen wie beispielsweise die der Mistel.

Die Homöopathie ist in wissenschaftlich Kreisen noch immer mehr als umstritten und wird vollständig negiert, streng nach dem

Grundsatz, „Was nicht mehr nachweisbar ist, kann auch nicht wirken". In vielen Studien wird der Effekt der homöopathischen Arzneien in den Bereich der Placebo-Effekte verwiesen. Sie werden als wirkungslos und von einigen „Experten" sogar als riskant eingestuft.

Im 21. Jahrhundert stehen keine wissenschaftlichen Nachweismethoden zur Verfügung, um die pharmakologische Wirksamkeit von homöopathischen Arzneimitteln nachzuweisen oder zu beweisen.

Präparategruppen in der Homöopathie

Homöopathische Arzneien kann man auf Grund Ihrer Ausgangssubstanzen in verschiedene Gruppen unterteilen. In der komplementärmedizinischen homöopathischen Behandlung bei Krebserkrankungen kommen alle Präparategruppen zum Einsatz. Neben den klassischen homöopathischen Arzneimitteln aus Pflanzen und Mineralien gibt es noch weitere Substanzen, die nach dem gleichen Prinzip potenziert werden.

Klassische homöopathische Präparate

Sie werden aus pflanzlichen oder mineralischen Substanzen hergestellt. Ihr Ausgangssubstanz, die sogenannte Urtinktur, ist meist ein alkoholischer Auszug aus Pflanzenteilen oder den mineralischen Grundstoffen, die dann zur Potenzierung herangezogen wird.

Nosoden/Sarkoden

Grundsätzlich kann man Nosoden und Sarkoden voneinander unterscheiden. Diese Unterscheidung wird aber selten beachtet und beide Präparategruppen werden unter dem Begriff der Nosoden zusammengefasst. Ihre Wirkungsweise beruht auf dem Gleichheitsprinzip, das auf dem Amerikaner Constantin Hering zurück geht. Das bedeutet, dass „Gleiches mit Gleichem" geheilt werden soll. Der Vollständigkeit halber sind hier die Unterscheide beider Gruppen erklärt.

Sarkoden

Bei den Sarkoden handelt es sich um Organpräpate, die aus verdünnten und hochpotenzierten Zubereitungen von Organen bestehen. Sie werden ergänzend zur homöopathischen Behandlung bei reversiblen, also rückgängig zu machenden Organschädigungen eingesetzt. Die Organe werden aus biologisch aufgezogenen und tiermedizinisch kontrollierten Schweinen oder Kaninchen gewonnen und unterliegen den für pharmazeutische Zubereitungen geltenden Sicherheitstests auf Bakterien oder Viren. [4]

Nosoden

Nosoden werden aus den Rohstoffen von pathologischem bzw. pathogenem Material oder aus den Rohstoffen von Krankheitserregern wie Viren oder Bakterien hergestellt. Das Ausgangsmaterial wird immer sterilisiert und damit ist eine Infektion ausgeschlossen.

Isopathie

Ihre Wirkungsweise beruht ebenfalls auf dem Gleichheitsprinzip, das auf dem Amerikaner Constantin Hering zurück geht.

Im Verlauf der Chemotherapie oder der Hormontherapie können isopathische Arzneimittel eingesetzt werden, die aus den eingesetzten Wirkstoffen potenziert werden. Unbedingt zu beachten ist, dass diese homöopathischen Arzneimittel die Wirkstoffe selbst nicht ersetzen! Die reguläre Behandlung mit allen Zytostatika und den Präparaten der Hormontherapie erfolgt wie im Behandlungsplan vorgesehen. Die potenzierten Wirkstoffe verbessern lediglich deren Verstoffwechselung und helfen die Verträglichkeit der Medikamente zu verbessern. Sie werden grundsätzlich NACH der regulären Therapie eingesetzt.

Antidot

Als Antidot bezeichnet man ein Gegengift, das ein im Körper vorhandenes Gift unschädlich macht. In der komplementären Begleittherapie von Krebserkrankungen wird beispielsweise Cortison zu Cortisonium potenziert und zur Behandlung der Nebenwirkungen von Cortison eingesetzt.

Meine Erfahrungen mit der Homöopathie

Ich beschäftige mich seit meinem frühen Erwachsenenalter mit der Homöopathie und habe sie immer wieder bei unterschiedlichen Erkrankungen eingesetzt und sehr gute Erfahrungen damit gemacht. Die nebenwirkungsfreien Arzneien haben bei vielen Alltagserkrankungen Symptome gelindert oder die Heilungsphase beschleunigt.

Die Homöopathie als komplementärmedizinische Behandlungsmethode zusätzlich zur konventionellen Krebstherapie einzusetzen war für mich ein Weg, aktiv an meinem Heilungsprozess mitzuwirken. Ich war dadurch sozusagen legitimiert, meinen Körper sehr genau zu beobachten. Alle mir auffallenden Veränderungen habe ich genutzt, um den Einsatz der homöopathischen Arzneien zu optimieren. Ich habe mich den vielfältigen Symptomen nicht „ergeben", sondern immer aktiv nach Möglichkeiten gesucht, besser mit ihnen umzugehen.

Das Buch von Dr. Jean-Lionel Bagot „Krebs und Homöopathie" war für mich ein Glücksfall. Es ist ein Arbeitsbuch mit genauen Anleitungen, die es mir als Laien ermöglicht haben, Zusammenhänge zu verstehen und Schlüsse daraus zu ziehen. Seine genauen Verordnungsvorlagen haben mir sehr wertvolle Dienste erwiesen.

Während der gesamten Therapie habe ich die Reaktionen meines Körpers und die Begleitumstände, die mir gut oder weniger gutgetan haben, wie beispielsweise Kälte oder Wärme, Bewegung oder

Ruhe, genau beobachtet. Die so erhaltene Liste der Symptome habe ich mit denen von Dr. Bagot verglichen und ein passendes Mittel herausgesucht. Die herausgefundenen Arzneimittel habe ich alle in der Materia medica nachgeschlagen um mich umfassender darüber zu informieren und festzustellen, ob meine Symptomliste tatsächlich zu den Arzneimittelbildern passt. Ich habe ausschließlich mit Globuli gearbeitet und mich genau an die Verordnungsvorlagen von Dr. Bagot gehalten.

In den unterschiedlichen Abschnitten der Therapie stehen verschiedene homöopathische Arzneimittel zur Verfügung, die den Heilungsprozess fördern, beziehungsweise die Nebenwirkungen lindern oder zum Verschwinden bringen können.

Nachfolgend stelle ich die Mittel vor, die ich für mich anhand meiner Symptomatik und der Modalitäten herausgesucht habe und die für mich wirksam waren. Die Aufzählung der Mittel folgt der chronologischen Abfolge der Therapiephasen. Direkt nach der Diagnosestellung und zur Vorbereitung der Operation habe ich keine homöopathischen Arzneien eingesetzt. Dr. Bagot gibt aber auch für die frühe Phase der Erkrankung detaillierte Empfehlungen.

Nach dem operativen Eingriff

Arnica montana D12

Das erste große Mittel nach operativen Eingriffen ist Arnica. Es wirkt sich positiv auf die Blutergüsse und Schwellungen und die dadurch hervorgerufenen Schmerzen aus.

Staphisagria C12

Das zweite große Mittel nach operativen Eingriffen zur Beschleunigung der Heilung von „geraden Schnitten" nach Operationen ist Staphisagria.

Beide Mittel habe ich im Wechsel eingenommen. Direkt nach dem operativen Eingriff mehrmals am Tag, im Abstand von mindestens 2 Stunden, jeweils 5 Globuli. Nach einer Woche habe ich die Abstände weiter vergrößert. Nach 2 Wochen habe ich nur noch morgens Arnica und abends Staphisagria über weitere zwei Wochen eingenommen. Postoperative Komplikationen konnte ich in allen Fällen vermeiden.

Während der Chemotherapie

Während der Chemotherapie ließen sich zwei Gruppen von Nebenwirkungen unterscheiden: generelle Nebenwirkungen der Chemotherapie und spezifische Nebenwirkungen auf die eingesetzten Zytostatika.

Generelle Nebenwirkungen

Folgende Nebenwirkungen sind über den gesamten Verlauf der Chemotherapie aufgetreten:

- Nächtliche Nervosität, Einschlafstörungen
- Leukozytenabfall
- Fatigue
- Angstzustände
- Nebenwirkungen der Kortikoid Therapie

Nächtliche Nervosität, Einschlafschwierigkeiten

Einschlafschwierigkeiten waren eine ständige Begleiterscheinung währen der gesamten Chemotherapie.

Coffea cruda C6

Coffea cruda habe ich vor dem Schlafengehen genutzt, wenn sich das Gedankenkarussell unaufhörlich drehte und ich es nicht stoppen konnte. Unterschiedliche Gedankenstränge haben sich abwechselnd überholt. Mein Gehirn „plapperte" unentwegt, ohne dass Ängste aufgetreten sind. 5 Globuli beim Schlafengehen.

Aconitum napellus D12

Aconitum napellus war für mich das Mittel der Wahl, wenn Ängste dominierten und mich regelrecht übermannten. Blutdruck und Puls stiegen an und ich war auf dem besten Weg eine Panikattacke zu entwickeln. Aconitum napellus wirkte beruhigend und löste Ängste auf. 5 Globuli bei Bedarf.

Leukozytenabfall (Kombinationstherapie)

Natrium chloratum C12 (Natrium muriaticum

Silicea C6

Medulla ossium D6

Nach jeder Chemotherapie fielen die Leukozytenzahlen, wie nicht anders zu erwarten, dramatisch ab. Die konventionelle Therapie sieht dann die Gabe eines Granulozyten Wachstumsfaktor vor, in meinem Fall Neulasta®. Ich habe dieses Medikament sehr schlecht vertragen und mit übermäßigen Nebenwirkungen reagiert. In Absprache mit dem Onkoteam habe ich die Neulasta®-Spritze durch diese homöopathische Kombinationstherapie ersetzt und erstaunliche Erfolge damit erzielt. Jeweils 5 Globuli

An Tag 1 und 2 nach der Chemotherapie habe ich am Morgen und am Abend im Abstand von einer Viertelstunde jeweils 5 Globuli eingenommen. Die Leukozyten-Werte wurden bei der ersten Kombinationstherapie engmaschig kontrolliert und sind bis zur nächsten Chemotherapie bis auf 3.100 pro Milliliter angestiegen.

Nach jeder Chemotherapie, auch nach der Umstellung auf die wöchentliche Taxangabe, habe ich mich an dieses Schema gehalten und die Leukozytenzahlen lagen vor jeder weiteren Infusion wieder bei etwa 3.000 pro Milliliter. Somit konnten alle Chemotherapie-Sitzungen wie geplant durchgeführt werden.

Fatigue

Phosphoricum Acidum C12

Die Fatigue wurde mit fortschreitender Chemotherapie zu einem immer größeren Handicap. Sie zeichnete sich durch körperliche und geistige Erschöpfung aus, die durch Schlaf nicht gelindert werden konnte. Die tägliche Einnahme von 5 Globuli haben eine sehr gute Wirkung gezeigt. Da sich gegen Ende der Chemotherapie weitere spezifische Nebenwirkungen der Taxane eingestellt haben, habe ich trotz anhaltender Fatigue auf die Einnahme verzichtet, da ich meinen Körper nicht mit zu vielen Arzneien überfrachten wollte.

Angstzustände

Aconitum C12

Ängste waren, vor allem beim Einschlafen und nach dem nächtlichen Aufwachen immer wieder ein großes Thema. Aconitum napellus wird auch als „homöopathisches Benzodiazepin" bezeichnet. Benzodiazepine wirken beruhigend bis schlaffördernd, angstlösend und muskelentspannend. Die Gabe von 5 Globuli bei Bedarf wirkte immer sehr schnell und löste Ängste auf.

Nebenwirkungen der Kortikoid Therapie

Cortisonium C12

Kortison ist ein wichtiges Medikament aus der konventionellen Therapie, das zur Vermeidung massiver Nebenwirkungen bei der Chemotherapie eingesetzt wird. Es wirkt entzündungshemmend und gegen unspezifische Reizungen oder allergische Reaktionen auf die Zytostatika. Es sollte unter allen Umständen nach der empfohlenen Dosierung eingenommen werden.

Während der gesamten Chemotherapie erhielt ich jeweils einen Tag vor und am Tag der Infusion ein Kortison-Präparat. Durch die wöchentliche Gabe der Taxane erhöhte sich damit auch die Gabe des Kortisons. Die typischen Nebenwirkungen wie Gesichtsröte, Wassereinlagerungen, Gewichtszunahme und das Mondgesicht nahmen bis zum Ende der Therapie deutlich zu.

Nach dem Abschluss der Chemotherapie konnte ich mit 5 Globuli Cortisonium am Morgen und am Abend über zwei Wochen die Nebenwirkungen fast zum Verschwinden bringen. Ich habe dann Cortisonium nur noch an 3 Tagen die Woche einmal täglich genommen und die Gaben danach langsam ausgeschlichen. Mein Gewicht hat sich innerhalb von 3 Monaten wieder vollständig normalisiert.

Nebenwirkungen EC-Therapie

Die Nebenwirkungen der EC-Therapie sind sehr gut bekannt. In den meisten Fällen kommt es neben dem Abfall der Leukozyten zu Übelkeit und Erbrechen, Kopfschmerzen und Haarausfall am ganzen Körper. Den Haarausfall habe ich nicht mit homöopathischen Arzneien behandelt.

Übelkcit und Brechreiz

Nux vomica D6

Es ist das große Mittel bei Übelkeit im Rahmen der EC-Therapie. Ich habe, in Absprache mit dem Onkoteam während der Infusion der Zytostatika 5 Globuli Nux Vomica genommen und bei aufkommender Übelkeit stündlichen weitere 5 Globuli, so lange die Übelkeit andauerte. Kam erneute Übelkeit auf, habe ich weitere 5 Globuli genommen. Über den gesamten Zeitraum der Chemotherapie habe ich kein einziges Mal erbrochen.

Okubaka C6

Sollte Nux vomica nicht greifen, kann auf Okubaka zurückgegriffen werden.

Nebenwirkungen Taxan-Therapie

Die Nebenwirkungen der Taxan-Therapie sind sehr gut bekannt. Es kommt in den meisten Fällen zu Kribbeln und Ameisenlaufen an den Extremitäten, die sich als Polyneuropathie manifestieren können. Es kommt zu Schädigungen der Finger- und Zehennägel, einem Abfall der Leukozyten und Magen-Darm-Störungen aller Art. Übelkeit und Brechreiz treten eher selten auf.

Allgemeinsymptomatik der Taxane

Die Kombination aus Graphites und Sulfur ist es ein sehr geeignetes Mittel gegen die Allgemeinsymptomatik bei der Taxan-Therapie. Von beiden Mitteln werden jeweils 5 Globuli abends an Tag 1, 2 und 3 nach der Taxan-Infusion im Abstand von einer Viertelstunde eingenommen. Die Nebenwirkungen der Taxane konnte ich durch die Kombination von Graphites und Sulfur insgesamt auf ein niedrigeres Niveau senken, aber nicht vermeiden.

Graphites C12

Graphites entspricht am besten der Gesamtheit der Symptome, die durch die Taxane verursacht werden.

Sulfur C12

Sulfur wird eingesetzt bei Vergiftungen durch Medikamente, wenn die Bettwärme nicht gut vertragen wird und die Füße unter der Decke hervorgestreckt werden. Es dient kurzfristig eingenommen als „Aufräumer", wenn sich viele Symptome überdecken. Sulfur verursacht übelriechende Winde, hilft aber sehr gut.

Metallischer Geschmack durch Taxane

Geschmacksveränderungen sind eine sehr unangenehme Begleiterscheinung der Taxan-Therapie. Jede Patientin muss für sich selbst Lebensmittel herausfinden, die sie als angenehm empfindet, dazu können keine allgemeinen Empfehlungen abgegeben werden. Mercurius hat die Geschmacksveränderungen abgemildert aber nie ganz zum Verschwinden gebracht.

Mercurius solubilis Hahnemanni C12

Bei metallischen Veränderungen des Geschmacks der mit schlechtem Atem einhergeht. 5 Globuli dreimal täglich über mehrere Tage.

Muskelschmerzen durch Taxane

Diese klassische Nebenwirkung der Taxane sind Muskelschmerzen, die einem sehr starken Muskelkater ähneln. Sie treten in fast allen Fällen auf. Besonders betroffen waren bei mir die großen Muskelgruppen der Beine, vor allem die Vorderseite der Oberschenkel aber auch der gesamte Schultergürtel.

Rhus Toxicodendron D6

Bei Muskelschmerzen und Schweregefühl der Beine, täglich 5 Globuli.

Picrum acidum C6

Bei Muskelschmerzen und Schweregefühl der Beine, täglich 5 Globuli.

Polyneuropathie durch Taxane

Nervus medianus D7

Sulfur C12

Unter der Taxan-Therapie entwickelte ich eine massive Polyneuropathie an den Füßen mit Kribbeln, Ameisenlaufen, Brennen der Fußsohlen in der Nacht und Taubheitsgefühl an den Fußsohlen. Sie war von Anfang an nicht nur störend, sondern in der Nacht ausgesprochen schmerzhaft, hinderte mich am Einschlafen und ich wachte durch die brennenden Schmerzen an den Fußsohlen mehrfach in der Nacht auf. Keine meiner Mitpatientinnen war durch die Polyneuropathie so stark betroffen und auch das Onkoteam bestätigte, dass es sich bei der Schwere meiner Symptomatik eher um eine Ausnahme handelte. Jeweils 5 Globuli am Morgen und am Abend im Abstand von einer Viertelsunde.

Übelkeit und Brechreiz (Taxan-Therapie)

Okubaka C6

Es ist das große Mittel bei Übelkeit und Verdauungsstörungen nach „Vergiftungen" mit Taxanen, die durch warme Getränke und Nahrung besser werden. Es werden 5 Globuli ab der Verabreichung der Zytostatika alle 2 Stunden genommen, so lange die Übelkeit andauert.

Reiki

Reiki ist eine fernöstliche Heilmethode, die von Mikao Usui im 19. Jahrhundert wiederentdeckt wurde. Der Begriff Reiki kommt aus dem Japanischen und setzt sich aus den beiden Silben „Rei" und „Ki" zusammen. „Rei" steht für „Geist und Seele" und „Ki" für Lebensenergie. Im allgemeinen europäischen Sprachverständnis wird Reiki mit „Universeller Lebensenergie" übersetzt.

Grundsätzlich wird davon ausgegangen, dass Universelle Lebensenergie allen Lebewesen in unbegrenzter Menge zur Verfügung steht und dass jedes Lebewesen von dieser Energie durchdrungen ist. Ein Reiki-Praktizierender verfügt über die Technik, sich mit der Universellen Lebensenergie bewusst zu verbinden und sie anzuwenden.

Reiki ist eine ganzheitliche Behandlungsmethode, die nicht auf der Symptomebene arbeitet, sondern die alle Aspekte des Menschen berücksichtigt. Körper, Geist und Seele wirken im Zusammenspiel auf die Gesundheit eines Menschen ein und bedingen sich gegenseitig. Unter Gesundheit wird der ausgeglichene Zustand von Körper, Geist und Seele verstanden. Treten Erkrankungen auf, ist davon auszugehen, dass dieses Gleichgewicht gestört ist. Mit Hilfe von Reiki-Behandlungen ist es möglich, dieses Ungleichgewicht wieder zu harmonisieren.

Reiki löst Blockaden auf und verhilft zu tiefer Entspannung. Es wirkt schmerzlindernd, durchblutungsfördernd, entgiftend und stärkt die körpereigenen Selbstheilungskräfte. Reiki wirkt aber auch auf der mentalen Ebene und hilft mit schwierigen Situationen umzugehen.

Bei einer Reiki-Behandlung liegt man, meist zugedeckt, in bequemer Kleidung, in angenehmer, ruhiger Atmosphäre auf einer Behandlungsliege. Reiki wird durch das Auflegen der Hände auf traditionell überlieferten Positionen übertragen. Der Behandler selbst hat dabei keinen Einfluss auf die übertragene Energie, er übernimmt nur die Funktion eines „Kanals", durch den Reiki fließt. Reiki kann durch den Behandler nicht bewusst gesteuert oder beeinflusst werden. Reiki fließt in dem Maße dahin, wo es gebraucht wird. [5]

Reiki kann jeder ohne spezielle Vorkenntnisse selbst erlernen. Das klassische Reiki Shiki Ryoho-System wird in drei Graden unterteilt, wobei im ersten Grad die grundsätzliche Technik vermittelt wird, sich mit der Universellen Lebensenergie zu verbinden um diese gezielt zu nutzen. Im zweiten Grad wird unter anderem die Technik gelehrt, Fern-Reiki an einen bestimmten Ort zu einem bestimmten Menschen zu schicken, um ihn zu unterstützen. Der dritte Grad umfasst die Ausbildung zum Reiki-Meister, der Reiki-Schüler ausbildet.

Reiki wird in der Komplementärmedizin den Behandlungsverfahren zugeordnet, die mit Energiefeldern arbeiten. Reiki kann mit den heutigen naturwissenschaftlichen Verfahren nicht nachgewiesen oder gemessen werden. Es gibt keine Studien, mit denen sich die Wirkungsweise nach den heutigen wissenschaftlichen Standardverfahren belegen lässt.

Meine Erfahrungen mit Reiki

Ich arbeite seit mehr als zwanzig Jahre als Reiki-Meister. Aus meinen eigenen Erfahrungen, die ich im Verlauf meiner langjährigen Praxis bei der Begleitung von Krebs-Patienten gemacht habe, weiß ich, dass Reiki keine Krebserkrankungen heilen kann und keine Garantie dafür ist, eine Krebserkrankung zu überwinden.

Reiki ist aber ein sehr wirkungsvolles, ganzheitliches Behandlungsverfahren im klassischen Sinn. Reiki wirkt auf unterschiedlichen Ebenen.

Reiki mobilisiert die eigenen Selbstheilungskräfte und trägt dazu bei, die aufgebrauchten Energiereserven über den gesamten Therapieverlauf immer wieder aufzuladen.

Reiki ermöglicht tiefe körperliche Entspannungsphasen, in denen sich der Körper erholen kann. Ängste und Schmerzen treten in den Hintergrund und ermöglichen das Loslassen auf der körperlichen Ebene.

Reiki wirkt auf der mentalen Ebene und stärkt das eigene Selbstbewusstsein und das Selbstvertrauen.

Reiki unterstützt dabei, über den langen Zeitraum der Therapie eine positive Einstellung aufrecht zu erhalten und schafft so die Voraussetzungen, die Therapie anzunehmen und deren Erfolg über den gesamten Zeitraum für möglich zu halten.

Ab der Diagnosestellung habe ich Reiki täglich bewusst für die Begleitung meines eigenen Heilungsprozesses eingesetzt. In der ersten Phase vor der Operation legte ich den Schwerpunkt meiner Reiki-Arbeit auf die psychische Ebene, um meine Diagnose anzunehmen und zu lernen mit meiner neuen Lebenssituation umzugehen. Ich musste einen klaren Kopf bewahren und die für mich richtigen Entscheidungen für die bevorstehenden Therapien treffen.

Begleitend zur Operation habe ich die Reiki-Notfallkette in Anspruch genommen, der ich angehöre. Sie ist eine Solidargemeinschaft von Reiki-Praktizierenden, die über mehrere Wochen dem betreffenden Menschen täglich Fern-Reiki schicken. Ich hatte in dieser Zeit häufig das Gefühl, von einem Energiefeld umgeben zu sein, dass mich einhüllt und trägt. Ich habe tiefe Phasen der Entspannung erlebt, die mich Schmerzen und Ängste vergessen ließen.

Unmittelbar nach der Operation habe ich fast in jeder freien Minute meinen Brustkorb behandelt. Die Heilung des Operationsfeldes verlief, auch nach der Meinung meiner behandelnden Ärzte in der Klinik, erstaunlich schnell und ohne Komplikationen.

Über den gesamten Verlauf der Chemotherapie habe ich Reiki täglich eingesetzt, um meine Akkus aufzuladen. Die Therapiesitzungen und die Tage danach waren sehr kraftraubend und ich hatte immer das Gefühl, dass es mir mit Reiki gelingt, meine Selbstheilungskräfte zu mobilisieren. In den Erholungsphasen habe ich Reiki bewusst genutzt, um mich auf der körperlichen und der mentalen Ebene zu erholen und auf die nächste Therapierunde vorzubereiten.

Ein für mich zentraler Wirkmechanismus von Reiki während der gesamten Therapie war der Erhalt meiner mentalen Stärke. Ich habe mich nach der Diagnosestellung natürlich auch damit auseinandergesetzt, dass ich die akute Erkrankung vielleicht nicht überlebe. Aber durch meine jahrelange Erfahrung mit Reiki ist die Gewissheit, dass „alles zum Besten geschieht", zu meinem Lebensgrundsatz geworden. Ich habe versucht, bewusst anzunehmen, was auch immer geschieht.

Reiki hat mich immer wieder gestärkt und mir Zuversicht geschenkt, durch die es mir möglich war, jeden Tag aufs Neue den Herausforderungen zu begegnen, die die Therapie mir stellte. Ich habe nie aufgegeben und für mich festgestellt, dass der eigene, unbedingte Lebenswille einer der wichtigsten Therapiehelfer bei schweren Erkrankungen ist.

Physikalische Therapie

Manuelle Lymphdrainage

Die Manuelle Lymphdrainage ist eine in Deutschland von den Krankenkassen anerkannte Leistung, die von Physiotherapeuten mit einer speziellen Zusatzausbildung durchgeführt werden darf. Sie stellt eine spezielle Massagetechnik dar, die dazu eingesetzt wird, Flüssigkeitsansammlungen im Gewebe oder Schwellungen abzubauen. Sanfte ausstreichende, sogenannte abtrainierende Bewegungen führen dazu, dass die Lymphgefäße angeregt werden, überschüssige Lymphflüssigkeit abzutransportieren.

Zu Beginn der Behandlung werden die großen Lymphgefäße der betroffenen Körperseite behandelt und darauf vorbereitet, die vermehrt anfallende Lymphflüssigkeit aus dem betroffenen Gebiet besser abzuleiten. Im Verlauf der Behandlung konzentriert sich der Therapeut dann auf das betroffene Gebiet.

Das Lymphsystem übernimmt eine wichtige Funktion in der Immunabwehr. Die Lymphe fließt durch ein Netz von Lymphgefäßen, die den gesamten Körper durchziehen. Ähnlich wie die Blutgefäße Sauerstoff und Nährstoffe zu den Zellen transportieren, wird über das Lymphsystem Flüssigkeit aus dem Gewebe abtransportiert.

Die Lymphbahnen sind immer wieder durch Lymphknoten unterbrochen. Bakterien und andere schädliche Stoffe werden in den Lymphknoten herausgefiltert und unschädlich gemacht und die so gereinigte Lymphflüssigkeit fließt am Ende des Lymphkreislaufes über die obere Hohlvene wieder in den Blutkreislauf.

Lymphödem

Bei einer Burstkrebsoperation wird meist der Wächterlymphknoten, auch Sentinel-Lymphknoten genannt, in der Achselhöhle entfernt und bereits während der Operation histologisch untersucht.

Werden im Wächterlymphknoten keine bösartigen Zellen gefunden, kann man davon ausgehen, dass der Burstkrebs noch nicht gestreut hat. Ist der Wächterknoten befallen, werden weitere, unter Umständen alle Lymphknoten im betroffenen Arm entfernt.

Durch die Entfernung der Lymphknoten kommt es zu Stauungen im Lymphsystem des betroffenen Armes. Die Schwellungen sind am Anfang nicht schmerzhaft, schränken aber bald die Bewegungsfähigkeit ein. Wird eine Lymphstauung nicht behandelt, kann es zu schmerzhaften Entzündungen kommen, die dauerhaft zur Schädigung des Gewebes führen.

Auch durch die Strahlentherapie können Lymphknoten in ihrer Funktion geschädigt werden und es kommt zur gleichen Symptomatik.

Kapselfibrose

Wird bei der Brustkrebsoperation das Brustgewebe entfernt und durch ein Implantat ersetzt ist eine der häufigsten Nebenwirkungen die Kapselfibrose, die eine Reaktion des Immunsystems auf den Fremdkörper darstellt.

Dabei kommt es zu einer Vermehrung des Bindegewebes. Das Gewebe bildet eine Kapsel um das Implantat herum und zieht sich zusammen und verhärtet. Eine Kapselfibrose bildet sich meist in einem Zeitraum von etwa einem Jahr nach der Operation und kann äußerst schmerzhaft werden. Durch eine regelmäßige und frühzeitig nach der Operation begonnene Lymphdrainagebehandlung kann einer Kapselfibrose vorgebeugt werden.

Meine Erfahrungen mit der Lymphdrainage

Ich habe mit der Lymphdrainage direkt nach meiner Rückkehr aus der Klinik im Anschluss an die Operation begonnen. Ich erhielt in den ersten Monaten zwei Behandlungen pro Woche über 25 Minuten.

Ich hatte mit dem Operateur zusammen entschieden, das Implantat von der Seite aus unter den Brustmuskel zu legen. Es wurde mit einem Netz fixiert, um im späteren Heilungsverlauf zu verhindern, dass es zu tief Richtung Bauchraum rutscht.

Das Operationsfeld war entsprechen groß. Nicht nur die Brustmuskulatur war durch die Operation betroffen, es mussten auch große Sehnen durchtrennt und wieder zusammengenäht werden. Verletzungen der Neven, die die Achselhöhle, den inneren Oberarm und die Brustmuskulatur betrafen konnten nicht verhindert werden.

Die Lymphdrainage hat den Heilungsprozess im gesamten Operationsfeld sehr günstig beeinflusst. Die tieferliegenden Narben wurden über einen sehr langen Zeitraum behandelt und so konnten Verhärtungen verhindert werden.

Eine Kapselfibrose wurde durch die intensive Lymphdrainage vollständig verhindert.

Die anfänglich vorhandenen Schwellungen des Armes auf der operierten Seite, die durch die Entfernung des Wächterknotens aufgetreten sind, haben sich nach mehreren Wochen fast vollständig zurückgebildet. Ein Lymphöden konnte so verhindert werden.

Die Lymphdrainagebehandlung wurde nach einem halben Jahr auf einen einwöchigen Rhythmus umgestellt und wird bis heute fortgeführt.

Manuelle Therapie

Die manuelle Therapie ist eine in Deutschland von den Krankenkassen anerkannte Leistung, die von Physiotherapeuten mit einer speziellen Zusatzausbildung durchgeführt werden darf. Sie dient der Behandlung von Funktionsstörungen von Gelenken, Muskeln und Nerven. Sie gehört wie die Krankengymnastik zu den Bewegungstherapien.

Das Ziel der Manuellen Therapie ist die Wiederherstellung der Funktion und der Kraft der betroffenen Strukturen. Der Therapeut versucht durch manuelles Einwirken Störungen des Bewegungsapparates zu lösen. Er „bewegt" Muskeln, Bänder und Knochen und „erinnert" diese Strukturen sozusagen wieder an ihre physiologische Lage und Arbeitsweise. Das bedeutet konkret, dass durch spezielle Techniken Verspannungen und Dysbalancen aufgelöst werden und Schonhaltungen vom Körper wieder aufgegeben werden.

Meine Erfahrungen mit der Manuelle Therapie

Ich habe mit der Manuelle Therapie direkt nach meiner Rückkehr aus der Klinik im Anschluss an die Operation begonnen. Ich erhielt in den ersten Monaten zwei Behandlungen pro Woche über 25 Minuten.

Durch die manuelle Therapie ist es gelungen, meine starken Verspannungen kontinuierlich zu verbessern, die durch die automatische eingenommene Schonhaltung in der Nacht hervorgerufen wurden.

Das Gefühl, in die Beweglichkeit zurückzukommen und festzustellen, dass ich den Arm nach wenigen Wochen wieder auf Schulterhöhe heben konnte, haben mich im wahrsten Sinne des Wortes erleben lassen, dass die Möglichkeit besteht, meine frühere körperliche Verfassung wieder annähernd zu erreichen.

Die „Reparaturfähigkeit" meines Körpers hat mich in den ersten Wochen sehr beeindruckt. Ich war zuvor nie mit größeren Verletzungen konfrontiert und konnte mir unmittelbar nach der Operation nicht vorstellen, zu welchen Leistungen der menschliche Körper in so kurzer Zeit fähig ist.

Manuelle Therapien sollten fester Bestandteil jeder Brustkrebstherapie sein. Die therapeutischen Wirkmechanismen auf der körperlichen Ebene ist durch viele Studien seit Jahren belegt. Die gesetzlichen Krankenkassen übernehmen die Therapiekosten, wenn eine ärztliche Verordnung vorliegt.

Naturprodukte

Teezubereitungen

Heute weiß man, dass es wichtig ist, nach einer chemotherapeutischen Behandlung dafür zu sorgen, dass die Zytostatika schnell aus dem Körper ausgeleitet werden. Der Körper wird mit den Zytostatika geflutet und dann sollte dafür gesorgt werden, dass die Zytostatika so schnell als möglich wieder ausgeschieden werden, um die Nebenwirkungen so gering wie möglich zu halten.

Die einfachste Maßnahme ist die Erhöhung der Zufuhr von Flüssigkeit. Sehr gut geeignet sind Teemischungen aus einheimischen Kräutern. Sie können warm oder auch kalt getrunken werden und man nutzt gleichzeitig die Wirkstoffe der jeweiligen Heilpflanzen.

Apotheken bieten Heilpflanzen in sogenannter Arzneibuchqualität an. Durch regelmäßige Kontrollen werden bestimmte Standards im Hinblick auf den (meist biologischen) Anbau, die Verarbeitung und den Wirkstoffgehalt sichergestellt. Einzelbestandteile sind lose erhältlich oder werden von Apotheken, die diesen Service anbieten, fertig gemischt.

Eine geeignete Teemischung bei der Chemotherapie sollte mehrere Wirkmechanismen abdecken: die Heilkräuter sollten Leber und Nieren zur Ausleitung der toxischen Stoffe anregen und sie sollten harntreibend sein, damit die Zytostatika schnell ausgeschieden werden. Sie sollte entzündungshemmende Wirkung haben, da jede Chemotherapie mit Entzündungen, vor allem der Schleimhäute einher geht. Sie sollten beruhigend auf den Magen-Darmtrakt wirken und idealerweise auch noch schmerzlindernde Wirkung besitzen.

Folgende heimische Heilkräuter bieten sich an:

- Brennnesselblätter: harntreibend, entgiftend
- Birkenblätter: harntreibend, entgiftend
- Schalen der Hagebutte: harntreibend, vitaminreich
- Pfefferminzblätter: harntreibend, lindert Übelkeit
- Holunderblüten: harntreibend, schmerzlindernd, beruhigend
- Schafgarbe: entzündungshemmend, appetitanregend
- Kamille: entzündungshemmend, beruhigend

Propolis

Propolis ist ein Naturprodukt, dass von Bienen hergestellt wird, um den eigenen Bienenstock zu schützen. Die Temperatur und die Luftfeuchtigkeit im Inneren eines Bienenstocks liefern ideale Bedingungen für die Vermehrung von Krankheitserregern wie Bakterien, Viren oder Pilze. Bienen kleiden beispielsweise ihre Waben mit einer dünnen Schicht dieser harzartigen Masse aus oder dichten kleine Risse und Öffnungen damit ab.

Propolis ist ein Gemisch aus vielen unterschiedlichen Stoffen wie beispielsweise Wachs, Blütenpollen, Naturharz, Pollenbalsam und ätherischen Ölen. Es besitzt, wissenschaftlich nachweisbar, antibakterielle, antivirale, antimykotische und antitoxische Wirkungen. Propolis wird in Form von Tinkturen und Mundwässer aber auch als Salben eingesetzt.

Propolis wird meist genutzt, um Entzündungen im Mund- und Rachenraum zu behandeln oder ihnen vorzubeugen. Es kommt aber auch äußerlich zum Einsatz, um beispielsweise bei kleinen

Verletzungen oder Entzündungen den Heilungsprozess zu unterstützen.

Propolis kann allergische Reaktionen auslösen und sollte in der
Schwangerschaft und Stillzeit nicht genutzt werden.

Die Ringelblume

Die Ringelblume ist eine heimische Heilpflanze, die, wenn man
sie lässt, in unseren Breiten in jedem Garten wächst. Sie kann so-
wohl innerlich als auch äußerlich angewendet werden.

Teeaufgüsse werden bei Magen-Darmbeschwerden, bei Störungen des Leber-Galle-Systems und bei Menstruationsbeschwerden
eingesetzt. Sie senkt die Blutfettwerte und hat abwehrsteigende Ei-
genschaften. Insgesamt wirkt die Ringelblume beruhigend auf das
Nervensystem. Äußerlich findet die Ringelblume vor allem bei
schlechtheilenden Wunden, bei Verbrennungen und Ekzemen Anwendung. Sie ist Bestandteil vieler kosmetischer Pflegeprodukte,
angefangen bei der Babypflege bis hin zu Körperlotionen oder
Shampoos.

Meine Erfahrungen mit Naturprodukten

In meiner Klinik wurde mir folgende Teemischung zur schnellen
Ausleitung der Zytostatika empfohlen:

Brennnesselblätter, Birkenblätter, Hagebuttenschalen, Pfefferminzblätter, Holunderblüten, Kamille, Schafgarbe und Ringelblu-
men mischt man zu gleichen Teilen, lässt sie 5 Minuten ziehen.
Durch die Hagebutte und die Pfefferminze hat der Tee einen angenehmen Geschmack.

Ich habe in Absprache mit dem Onkoteam bereits während der
Chemotherapiesitzung damit begonnen, den Tee zu trinken. An

den ersten beiden Tagen habe ich mindestens einen Liter oder mehr und an allen weiteren Tagen mindestens zwei Tassen täglich getrunken. Ich habe den Tee sehr gut vertragen und die harnableitende Wirkung ist erstaunlich. Bereits am zweiten Tag nach der Chemotherapie war die Verfärbung des Urins durch die Zytostatika nicht mehr erkennbar.

Propolis ist ein wahrer Tausendsassa! Ich habe mich sehr vor den Beeinträchtigungen der Schleimhäute durch die Chemotherapie gefürchtet. Aphten im Mund oder eingerissene Lippenwinkel sind mir ein Graus. Bereits vor dem Beginn der Chemotherapie habe ich damit begonnen, nach dem Zähneputzen ein paar Spritzer Propolis-Tinktur mit Wasser zu verdünnen und meinen Mund damit auszuspülen und zu gurgeln. Für den Fall einer Zahnfleischentzündung hielt ich ein Propolis-Mundgel bereit.

Eine weitere Schwachstelle im Therapieverlauf stellen die Nasenschleimhäute dar. Durch die Chemotherapie kommt es zum Verlust der Nasenhaare und die Nasenschleimhäute trockneten aus. Eine Propolis-Salbe auf Vaseline-Basis hat mir hervorragende Dienste geleistet.

Ich habe die Propolis-Salbe bei kleineren Blessuren an Händen und Füßen und bei Hautirritationen eingesetzt die durch die Austrocknung der Haut sporadisch am ganzen Körper aufgetreten sind.

Einen überauswertvollen Dienst hat mir die Propolis-Salbe in einem gerne verschwiegenen Tabubereich geleistet. Ich habe akribisch auf die Toilettenhygiene geachtet, mich nach jedem „größeren Toilettengang" mit warmem Wasser gereinigt und mit der Propolis-Salbe gepflegt.

Zusammenfassend kann ich feststellen, dass über den gesamten Therapieverlauf keine Entzündungen an den üblichen „Schwachstellen" des Körpers, an denen die Schleimhäute in den äußeren Hautbereich übergehen, aufgetreten sind. Die tägliche Pflege mit Propolis hat sich für mich uneingeschränkt gelohnt.

Die Ringelblume habe ich vor allem in der Zeit der Taxan-Therapie genutzt. Innerlich angewendet hat sie meinen Magen-Darm-Trakt beruhigt, der mal mit Verstopfung, mal mit Durchfällen auf die Zytostatika reagiert hat. Die Taxane haben sehr vielfältige Hautreaktionen, vor allem aber eine starke Austrocknung der Haut verursacht, bei denen sich die Ringelblume als guter Helfer erwiesen hat. Ich habe einem pH-neutralen Duschgel ein paar Tropfen Ringelblumenöl beigemischt und mich nach dem Duschen mit einer Calendula-Babycreme gepflegt.

Nahrungsergänzungsmittel

Zu den Nahrungsergänzungsmittel, die während der Chemotherapie eingenommen werden, sollte unbedingt beachtet werden, dass sie zwei Tage vor der Chemotherapie und am Tag der Chemotherapie NICHT eingenommen werden, um die Wirkung der Zytostatika nicht negativ zu beeinflussen.

Die von mir genutzten Nahrungsergänzungsmittel lassen sich in drei Gruppen einteilen: Antioxidantien, Präparate zur Nervenregeneration und Entzündungshemmer.

Antioxidantien

Die größte Gruppe der von mir genutzten Nahrungsergänzungsmittel stellen die Antioxidantien dar. Auf der Grundlage des mittlerweile sehr guten Verständnisses der Wirkungsweise der Zytostatika steht heute fest, dass sie nicht nur durch die Bildung der freien Radikale wirken, sondern dass sie in sehr viel differenziertere Mechanismen auf Zellstoffwechselebene eingreifen, bei denen, sozusagen als Abfallprodukt, weitere freie Radikale entstehen, die die Tumorzellen zusätzlich schädigen. Das trifft allerdings auch auf gesunde Körperzellen zu. In der logischen Konsequenz ist es also wünschenswert, freie Radikale aus dem Körper schnell zu eliminieren.

Vitamin C hochdosiert 7,5 g

Vitamin C ist ein klassisches Antioxidans, das leicht über die Nieren ausgeschieden wird. Zwei Faktoren sollten aber unbedingt beachtet werden:

Vitamin C kann in hohen Dosen nur als Infusion verabreicht werden. Dabei ist zu beachten, dass Kurzinfusionen mit 250 ml NaCl verdünnt nicht immer gut vertragen werden. Sie können Venenreizungen oder Venenentzündungen verursachen. Die Volumenerhöhung auf 500 ml NaCl wird besser vertragen. Die Infusion sollte unbedingt langsam verabreicht werden.

Die Vitamin C-Infusion muss immer mit mindestens 3 Tagen Abstand VOR der Verabreichung der Zytostatika gegeben werden, um unerwünschte Wechselwirkungen zu vermeiden.

Selen 300 µg/Tag

Selen ist ein Antioxidans, das gesunde Zellen vor freien Radikalen schützt, die im Verlauf der Chemotherapie auf der Zellebene entstehen. So können Nebenwirkungen der Zytostatika deutlich reduziert werden. Besonders wirkungsvoll erweist sich Selen zum Schutz der Schleimhautzellen.

Superoxyd Dismutase (SOD) 750 mg/Tag

Die Superoxyd Dismutase (SOD) ist ein Antioxidans, das gesunde Zellen vor freien Radikalen schützt, die im Verlauf der Chemotherapie auf der Zellebene entstehen. So können Nebenwirkungen der Zytostatika deutlich reduziert werden. Die SOD trägt zur Stärkung des Immunsystems bei und unterstützt die Entgiftungsprozesse in der Leber.

Präparate zur Nervenregeneration

Durch die Chemotherapie, vor allem durch die Taxane, werden häufig Nerven in Mitleidenschaft gezogen. Das äußert sich an den Händen und Füßen durch Kribbeln, Brennen oder Taubheitsgefühle. Das Krankheitsbild wird als Polyneuropathie bezeichnet.

Diese Symptome gehen unter Umständen erst nach einem Zeitraum von mehreren Monaten zurück, können aber auch chronisch werden.

Uridinmonophosphat (UMP)

Uridinmonophosphat, ist ein Nukleotid und ist als Baustein der sogenannten RNA in jedem Körper vorhanden. Es ist ein wichtiger Zellbaustein der unter anderem an den Reparaturmechanismen der Nerven beteiligt ist.

Bei Schädigungen der Nerven durch eine Chemotherapie geht man davon aus, dass die Myelinschicht, die die Nervenfasern umgibt, geschädigt ist. UMP wird in Kombination mit Folsäure und Vitamin B12 eingesetzt, um die Reparaturmechanismen zu unterstützen.

Das bekannteste Kombinationspräparat ist Keltican forte®, es ist aber auch das teuerste. Es gibt Präparate mit fast der gleichen Zusammensetzung, die sich preislich deutlich unterscheiden. Eine Recherche im Internet, auch bei verschieden Versandapotheken zahlt sich hier aus.

Alpha Liponsäure 600 mg/Tag

Die Alpha Liponsäure ist ein weiteres Antioxidans, das alle Zellen vor freien Radikalen schützt. Es wird aber auch zur Eindämmung der Empfindungsstörungen an Händen und Füßen eingesetzt, die durch die Taxane während der Chemotherapie auftreten.

Entzündungshemmer

Das bekannteste Präparat aus der Gruppe der Entzündungshemmer ist Wobenzym®. Es enthält die Wirkstoffe Bromelain, Trypsin und Rutosid und gehört als Arzneimittel zu den Enzympräparaten. Es wirkt entzündungshemmend, abschwellend und dadurch schmerzlindernd. Es ist zu beachten, dass die angebotenen Kombinationspräparate in den Gerinnungsstoffwechsel eingreifen und die Blutgerinnung verlängert. Außerdem reagieren manche Patienten mit Durchfällen.

Meine Erfahrungen mit Nahrungsergänzungsmitteln

Über den gesamten Verlauf der Brustkrebstherapie habe ich aus verschiedenen Gründen Nahrungsergänzungsmittel eingesetzt.

Freie Radikale, die durch den Abbau der geschädigten Zellen bei der Chemotherapie entstehen, aus dem Körper zu eliminieren war einer der Hauptgründe. Die Schädigungen, die sie an den gesunden Körperzellen verursachen, wollte ich so gering wie möglich halten.

Nach den ersten beiden Infusionen mit Vitamin C habe ich mich insgesamt kraftvoller und energiereicher gefühlt. Nach der dritten Infusion habe ich eine Venenentzündung entwickelt und musste daraufhin die Vitamin C-Infusionen leider einstellen, da die Venenentzündung sehr hartnäckig war. Einen weiteren Versuch habe ich dann nicht mehr unternommen.

Die Nervenschädigungen durch die Taxane wollte ich unbedingt eindämmen. Ich entwickelte an den Händen und Füßen eine Polyneuropathie, die nicht nur sehr schmerzhaft und störend war, die Taubheitsgefühle an meinen Fußsohlen haben mich gegen Ende der Chemotherapie sogar in meinem Gang beeinträchtigt. Die Polyneuropathie an den Händen konnte ich vollkommen zum Verschwinden bringen. Die Beeinträchtigungen an den Fußsohlen sind leider chronisch geworden.

Die Entzündungshemmer habe ich eingesetzt, weil ich über den gesamten Therapieverlauf den Eindruck hatte, dass mein Körper durch die Zytostatika überall mit Entzündungen zu kämpfen hatte.

Zusammenfassend kann ich sagen, dass sich der Einsatz von Nahrungsergänzungsmittel für mich gelohnt hat. Ich konnte aufgetretene Symptome abmildern und meine Gesamtkonstitution auf Dauer auf einem recht guten Niveau halten, um die Therapie zu Ende zu führen.

Yoga

Yoga ist eine mehr als 3500 Jahre alte, aus Indien stammende, umfassende philosophische Lehre, deren Grundsätze von Patanjali, einem indischen Gelehrten, im sogenannten Yogasutra, dem klassischen Leitfaden des Yoga, zusammengefasst wurden.

Patanjali lehrt die acht Stufen des Yoga, die als „Achtgliedriger Pfad" den Kern der Lehre darstellen. Er hinterließ damit Handlungsanweisungen für die unterschiedlichsten Bereiche des Lebens: den Umgang mit der Umwelt (Ethik), den Umgang mit sich selbst (Selbstdisziplin), den Umgang mit seinem Körper (Yogaübungen), der Kontrolle des Atems, der Beherrschung der Sinne, der Konzentration, der Mediation und der Versenkung.

Die Übungen zu den einzelnen Handlungsfeldern werden nicht nacheinander absolviert, sondern stellen einen ganzheitlichen Entwicklungsweg dar und bedingen sich gegenseitig. Das Ziel des Yogaweges ist die völlige Ruhe des Geistes. In der westlichen Welt wurde und wird Yoga heute sehr häufig mit nur einem kleinen Teil dieser philosophischen Lehre gleichgesetzt, nämlich dem Umgang mit dem eigenen Körper.

Ungeachtet dessen sind die Asanas, die Yogaübungen, ein zentraler Aspekt der Lehre, um den eigenen Körper geschmeidig und kräftig zu halten. Sie fördern eine gute Körperbeherrschung und in Verbindung mit den Pranayama, den Atemübungen, harmonisieren sie Körper und Geist. Die Asanas sollen bewusst eingenommen und stabil und leicht gehalten werden. Es kommt nicht darauf an, eine Stellung perfekt einzunehmen, es geht darum, die Qualität der Übung zu spüren, den Gedankenfluss zu beruhigen und dadurch zur inneren Ruhe zu finden.

Das heute noch immer sehr populäre klassische Hatha Yoga wurde in den letzten Jahrzehnten verändert und weiterentwickelt und es entstanden verschiedene Yoga-Stile wie Ashtanga Yoga,

Power Yoga, Yin Yoga, Kundalini Yoga oder Iyengar Yoga, um nur einige zu nennen. Nicht jeder Yoga-Stil passt zu jedem Menschen, es kann sein, dass man unterschiedliche Stile ausprobieren muss, um den für sich geeigneten zu finden.

Mindestens ebenso entscheidend wie der Yoga-Stil ist auch der Yogalehrer. Es kann durchaus sein, dass man sich in einer Yogaklasse nicht wohlfühlt, weil man den Lehrer nicht mag. In einem solchen Fall sollte man ein paar Stunden bei einem anderen Lehrer nehmen und Yoga nicht gleich ganz verwerfen. Jeder Lehrer hat seinen eigenen persönlichen Stil und unterrichtet etwas anders.

Strenggenommen sollte man Yoga täglich praktizieren. Das ist, vor allem zu Beginn wirklich viel verlangt aber nicht unmöglich. Die Yogapraxis sollte in den eigenen Tagesablauf integriert werden, das bedeutet, dass man feste Zeitfenster findet, zu denen man übt. Gelingt das tägliche Üben nicht, ist es sinnvoller mehrmals wöchentlich kleinere Einheiten einzulegen als einmal pro Woche zwei Stunden zu üben.

Grundsätzlich aber gilt, dass jede Yogaeinheit, auch wenn sie nur 15 Minuten dauert, besser ist als keine Yogaeinheit.

Meine Erfahrungen mit Yoga

Ein paar Jahre vor meiner Diagnose bin ich mit Ashtanga Yoga in Berührung gekommen und habe schnell festgestellt, dass dieser kraftvolle Übungsstil genau das richtige für mich ist. Die rhythmische Atmung zu den immer gleichbleibenden Übungsfolgen hat es mir ermöglicht, mein übervolles Gehirn komplett auszuschalten. Das war damals eine ganz neue Erfahrung für mich.

In den ersten Wochen nach der Operation war Yoga für mich keine Option. Meine Matte stand in der Ecke und ich hatte wahrlich anders zu tun, als mit Yoga meine Innere Ruhe zu finden. Erst zu Anfang der zweiten Hälfte der Chemotherapie habe ich gelesen, dass die schmerzhaften Nebenwirkungen der Taxane, vor allem in den großen Muskelgruppen, durch körperliche Bewegung stark abgemildert werden können.

Unter anderem wurde Yoga empfohlen. Zwischenzeitig konnte ich meinen Arm auf der operierten Seite wieder etwas über Schulterhöhe anheben und ich habe meine täglichen Yogaübungen wieder aufgenommen. Zu Beginn musste ich kreativ werden, da ich manche Übungen noch gar nicht oder nur ansatzweise ausführen konnte. Das von mit so geschätzte Ashtanga Yoga war in meiner damaligen körperlichen Verfassung nicht möglich. Ich wechselte zum Hatha Yoga, bei dem die Übungen sehr viel langsamer und sehr kontrolliert ausgeführt und über viele Atemzüge gehalten werden.

Hatha Yoga zeichnete sich durch die Yogasutra 2.46 „sthira sukham asanam" aus, was so viel bedeutet wie „Die ideale Haltung ist stabil und leicht zugleich". Das Wohlbefinden ist bei kraftvoller, jedoch entspannter Körperhaltung am größten.[6] Hinzu kommt die spezielle Technik der Ujjayi-Atmung. Ich habe bei dieser Atemtechnik immer das Gefühl, dass ich mich regelrecht an meinem Atemfluss „festhalten" kann, um eine Asana lange zu halten.

Einer meiner früheren Yogalehrer hat einen für mich wichtigen Satz in fast jeder Stunde wiederholt: „Wir gehen nicht in den Schmerz, fühlen wir einen stechenden Schmerz, gehen wir etwas zurück, halten die Asana und kehren zu unserer Atmung zurück." Durch das stetige Üben und das Beherzigen dieser Regel ist es mir leichtgefallen meine tägliche Routine wiederzufinden, mit der ich meine körperliche Verfassung erstaunlich schnell, trotz laufender Chemotherapie, deutlich verbessern konnte.

Ein weiterer wesentlicher Effekt durch Yoga war das Zurückfinden zu einer tiefen Atmung. Durch die Operation und die daraus resultierenden Schonhaltungen wurde auch meine Atmung insgesamt sehr flach. Ich spürte den positiven Effekt der vertiefenden und bewussten Atmung deutlich. Blockaden und Einschränkungen im Brustkorb haben sich nach und nach aufgelöst und ich konnte wieder frei und tiefer atmen.

Insgesamt betrachtet hat Yoga mir das Vertrauen in meinen Körper zurückgegeben, der nach der Operation und durch die Chemotherapie doch sehr mitgenommen war. Und ich habe die erstaunliche Reparaturfähigkeit des menschlichen Körpers bewusst wahrgenommen. Ich habe mir dadurch sozusagen selbst viele positive Momente geschenkt, die mich darin bestärkt haben, den eingeschlagenen Yoga-Weg fortzusetzen, auch wenn mein innerer Schweinehund manchmal über Nacht eine enorme Größe angenommen hatte.

LifeKinetik®

Horst Lutz, langjähriger Diplomsportlehrer, Trainer und Dozent, hat mit LifeKinetik® ein ungewöhnliches Trainingsprogramm entwickelt, bei dem vor allem der Spaß und das spielerische Lernen im Vordergrund steht. Übungskombinationen aus verschiedenen Bereichen werden kombiniert und bei mehreren erfolgreichen Versuchen abgewandelt, komplexer und etwas schwieriger gestaltet und eine neue Reihe von Versuchen beginnt.

Zum besseren Verständnis hier eines von unzähligen Beispielen im Stehen. Mit der rechten Hand wird ein etwa faustgroßer, etwas schwererer Ball leicht in die Höhe geworfen und wieder aufgefangen, während man gleichzeitig mit der linken Hand versucht mit einem leichten Tuch Kreisbewegungen auszuführen. Erschweren kann man die Hand/Armbewegungen dann mit einer kleinen Schrittkombination, wie beispielsweise immer abwechselnd mit dem rechten und dem linken Fuß nach vorne aufzutippen. Krönen kann man diese Hand/Arm/Fuß-Kombination dann beispielsweise durch Rückwärtszählen in Dreierschritten ab 29 abwärts. Der Kreativität des LifeKinetik-Trainers sind dabei keine Grenzen gesetzt.

Durch die spielerische Kombination von Sinneswahrnehmungen, Bewegungen und Denkaufgaben werden unterschiedliche Funktionen des Gehirns neu miteinander verknüpft und eine dauerhafte Verbesserung in vielen kognitiven Bereichen sind nachweislich feststellbar: Verbesserung der Motorik und Handlungsgeschwindigkeit, der Konzentration und der Aufmerksamkeit.

LifeKinetik® ist als Trainingsprogramm für Menschen aller Altersgruppen genauso geeignet wie für Hochleistungssportler oder für Menschen mit besonderen Einschränkungen. Der Spaßfaktor ist garantiert. [7]

Meine Erfahrungen mit LifeKinetik®

Bereits in der ersten Phase meiner Erkrankung, noch vor der Operation ist mir aufgefallen, dass sich meine geistigen Fähigkeiten veränderten. Ich konnte mir Termine oder die Namen meiner Ansprechpartner nicht mehr merken und meine Konzentrationsfähigkeit fiel schlagartig auf ein mir unbekannt niedriges Niveau. Ich musste Fakten, wie beispielsweise die Normalwerte der Leukozyten bei Frauen nachschlagen, die ich vorher über Jahre im Schlaf abrufen konnte. Mein Gehirn setzte offensichtlich neue Prioritäten, die ich nicht beeinflussen, sondern mich nur daran anpassen konnte. Die Chemotherapie hat diese Effekte noch deutlich verstärkt.

Gegen den Begriff „Chemobrain" habe ich mich über den gesamten Therapieverlauf innerlich massiv aufgelehnt, obwohl er nichts anderes bedeutet als „kognitive Beeinträchtigungen", die jedem Patienten während einer Chemotherapie zustehen.

LifeKinetik® habe ich scherzhaft immer als „Gehirnjogging" bezeichnet. Meine kognitiven Fähigkeiten wurden auf eine mir vollkommen neue und ungewöhnliche Weise gefordert und damit auch gefördert und verbessert, was ich sehr geschätzt habe.

Außerdem kam der gesellige und ausgesprochen amüsante Aspekt hinzu, der mir sehr gutgetan hat. Eine wöchentliche Runde in Jogginghose mit Gleichgesinnten zu verbringen, die ihre Situation nicht bejammern, sondern mit denen ich durch die Halle hopste, hat mir Lebensfreude, Motivation und Mut geschenkt.

Meine Geschichte

Der ganz normale Wahnsinn

Mein Umzug in den Rheingau ist die logische Konsequenz der vergangenen Jahre. Als jahrelang erfolgreiche Führungskraft in einem internationalen IT-Unternehmen im Gesundheitswesen war ich körperlich und mental völlig ausgebrannt. Der firmeninterne Druck, das Geschäftsgebaren innerhalb der Branche und die Anspruchshaltung der Kunden haben mich maximal frustriert. Ich kehrte nach fast zwanzig Jahren der Karriere den Rücken und wagte den Sprung in die Selbstständigkeit. Ich verlegte mich auf die Gastronomie im größeren Stil und beteiligte mich an einem Unternehmen mit zwei gut gehenden Hotels mit insgesamt hundert Betten und einem neu hinzugekommenen Brauhaus.

Meine Motivation war damals grenzenlos, mein Geschäftspartner aber leider der falsche und nach zwei Jahren erlebte ich sozusagen hautnah, was es bedeutet, einen Betrieb in die Insolvenz zu schicken. Das Wagnis war mit finanziellen Verlusten verbunden aber ich hätte mir bis ans Ende meiner Tage Vorwürfe gemacht, wenn ich nicht wenigstens einmal in meinem Leben den Versuch unternommen hätte, meine Leidenschaft für die Gastronomie in der Selbstständigkeit umzusetzen.

Heute bin ich um viele Erfahrungen reicher, die Gastronomie ist mir gründlich vergangen und das Loch in meiner Kasse beunruhigt mich. Aber um mir ein komplett neues Arbeitsfeld zu erschließen, fehlt mir die Kraft und auch die Motivation. Also bleibt nur der Weg zurück zu des Schusters Leisten. Zurück zu den „Nullen und Einsen", zurück zur IT im Gesundheitswesen. Projektgeschäft mit allen Facetten, das kann ich. Meine Profile bei Xing und LinkedIn sind aktualisiert und ich erlaube Headhuntern mich anzuschreiben.

Ein paar Tage vergehen und ich führe ein erstes Telefonat, bei dem mir eine leitende Position, wieder in einem internationalen IT-

Unternehmen, mit Personal- und Budgetverantwortung angeboten wird. Das Unternehmen entwickelt und liefert Software für eine kleine aber hochanspruchsvolle Nische im Gesundheitswesen, die ich aus meiner Berufserfahrung wie meine Westentasche kenne. Das ist eine Stelle die ich mir zutraue. Mein Profil passt perfekt auf die Wünsche des Unternehmens und wir verabreden ein erstes persönliches Treffen in Aachen, das für meine Begriffe sehr gut verläuft.

Das weitere Bewerbungsverfahren zieht sich dann aber über viele Wochen hin und stellt meine Geduld ernsthaft auf die Probe. Immer wieder spreche ich mit anderen Personen. Ich fahre wieder nach Aachen, treffe ein paar Tage später den Serviceleiter und den Geschäftsführer in Belgien und dann bin ich im Rheingau mit dem Vertriebschef und der deutschen Unternehmensleitung verabredet. Wir sprechen über meine Erfahrungen mit öffentlichen Ausschreibungen, mit Großprojekten an mehreren Standorten, über den Aufbau von Projektteams und zum ersten Mal auch über meine konkreten finanziellen Vorstellungen. Damit ist die letzte Runde eingeläutet.

Drei Tage später halte ich einen ersten Vertragsentwurf in Händen. Ich setzte mich gegen den letzten Mitbewerber durch und es sind nur noch Formalitäten zu klären.

Ich freue mich wirklich sehr wieder eine berufliche Zukunft in einem soliden Unternehmen zu haben. Und ich bin wieder zurück auf bekanntem Terrain, wieder da wo ich hingehöre. Ich verantworte die Serviceabteilung in Deutschland und begleite Softwareprojekte, vom ersten Angebot bis zum Go-Live. Ich prüfe Vertragswerke auf ihre Umsetzung hin, teile mein Wissen auf Augenhöhe mit neuen Geschäftspartnern und habe die Aufgabe, die entsprechenden Mitarbeiter zu Teams zusammenzusetzen und zu motivieren.

Die ersten beiden Monate pendele ich die knapp zweihundert Kilometer und verbringe drei Tage im Rheingau in kleinen, gepflegten Hotels. Zwei weitere Arbeitstage bleibe ich im Homeoffice und an den Wochenenden bin ich im Wechsel entweder zu Hause in meiner Wohnung oder besuche meine Eltern im Saarland.

Die A3 ist ein Albtraum, egal zu welcher Uhrzeit, ich wusste es, als ich den Vertrag unterschrieb. Ich kenne die Strecke von vielen Fahrten fast im Schlaf und ich spule deutlich mehr Kilometer ab, als es mir lieb ist. Nach zwei Monaten setze ich dann alles auf eine Karte und suche mir eine Wohnung in der Nähe des Büros. Meine Probezeit ist zwar noch nicht zu Ende aber ich weiß jetzt schon, dass ich mit der Unternehmenskultur gut klarkomme und die Geschäftsführung mit meiner Herangehensweise mehr als zufrieden ist.

Die Wohnung in einem kleinen Dorf im Rheingau passt perfekt zu mir. Vom Balkon aus im zweiten Stock habe ich einen traumhaften Blick in die Weinberge. An einem der ersten Abende auf dem Balkon bemerke ich, wie sehr ich den Blick in die Weite, über die Weinberge hinweg, in den Abendhimmel genieße. Wie sehr ich das doch vermisst habe. Ich wohnte die letzten zwanzig in der Innenstadt, die natürlich ihre Vorzüge hat, aber ich sah, außer dem kleinen Innenhof mit dem Walnussbaum immer nur Häuser um mich herum.

Die erste Zeit in einem neuen Unternehmen ist immer besonders aufregend, die neuen Arbeitskollegen, neue Abläufe, die neue Umgebung, alles ist turbulent und spannend. Ich habe nach den ersten Monaten meiner Einarbeitungszeit den Eindruck, dass man sich in diesem Unternehmen deutlich besser um die Belange der Mitarbeiter kümmert, als in den IT-Unternehmen, in denen ich zuvor arbeitete und das freut mich sehr. Es gibt keine Veranlassung meinen Umzug anzuzweifeln.

Die neue Wohnung gibt mir meinen Alltag zurück, mein eigenes Bett, meine Küche, das Büro nur einen Steinwurf von meiner Wohnung entfernt, so liebe ich das. Ich besuche zweimal die Woche eine angenehme Yogaklasse im Fitnessstudio um die Ecke und endlich habe ich nur noch eine gute Stunde zu fahren, um meine Familie im Saarland zu sehen. Seit der schweren Erkrankung meiner Mutter vor vielen Jahren besuche ich jedes zweite Wochenende meine Eltern. Und nach dem Tod meiner Mutter behalte ich den Rhythmus bei, um meinen Vater zu sehen. Ich bin schon lange an zwei Orten zu Hause.

Ich hatte immer das große Glück, dass ich mir meinen Dienstwagen aussuchen durfte. Ich fahre heute einen unscheinbaren Audi A3 mit vielen Pferdchen unter der Haube und einer exzellenten Soundanlage, der mir auf langen Strecken zum Konzertsaal wird. Über die vielen Jahre werden die Fahrten ins Saarland aber doch anstrengend und mit dem Umzug in den Rheingau weiß ich die kürzere Strecke sehr zu schätzen.

Der Sommer ist leicht, weiterhin aufregend und angefüllt mit vielen Aufgaben. Ich erhalte die ersten Rückmeldungen, dass ich einen guten Job mache und das gibt mir Sicherheit und motiviert mich weiterhin, mein Bestes zu geben.

Im November überfällt mich dann das erste Mal eine unendliche Müdigkeit, die ich so nicht kenne und die ich durch Schlaf nicht lindern kann. Eine bleierne Schwere legt sich über mich und ich muss mich zu allem aufraffen. Meine Wochenenden im Rheingau verbringe ich nur noch auf Sparflamme in der Wohnung. Ich besuche keine Konzerte mehr, gehe gar nicht mehr aus und will nur noch meine Ruhe.

Ich denke, dass mich das letzte Jahr doch stärker gefordert hat als ich es mir vorgestellt habe. Der Wahnsinn mit der Insolvenz, der Bewerbungsmarathon, der neue Job, mein Umzug, nun gut, ziehe ich mich über die Wintermonate zurück und ruhe mich aus.

Nur auf meine geliebten frühmorgendlichen Runden am Rhein verzichte ich nicht.

Im Dezember spreche ich die Müdigkeit ein einziges Mal kurz bei meiner Schwester an, dabei belassen wir es aber auch. Meinem Vater geht es zunehmend schlechter und meine Schwester weiß genauso gut wie ich, ohne dass wir darüber sprechen, dass ich meinen Vater weiterhin alle zwei Wochen besuche.

Der Tod meiner Mutter hat ihm das Herz gebrochen. Er klagt nicht. Er versorgt sich weitgehend selbst und will niemandem zur Last fallen. Er ist froh, in seinen eigenen vier Wänden bleiben zu können, wie er es sich immer gewünscht hat. Wir feiern seinen 88. Geburtstag und nach Weihnachten sehe ich an vielen Kleinigkeiten, dass er sich langsam verabschiedet.

Mitte Februar fahre ich zu nachtschlafender Zeit zur Inbetriebnahme des neuen Projektes nach Sachsen. Die Autobahn ist leer und Mozarts Klavierkonzert Nr. 14 begleitet mich durch die Nacht. Kurz bevor ich Jena erreiche, drehe ich die Lautstärke zuerst herunter und mache die Musik dann ganz aus. Mich umgibt eine ganz merkwürdige Stimmung, die sich traurig aber auch irgendwie ruhig anfühlt. Ich kann beim besten Willen nicht einordnen, was gerade mit mir und um mich herum geschieht.

Vor mir liegt das Lichtermeer von Jena, ein wunderbarer Anblick der mich freut und ich denke an meinen Vater. Als Jena hinter mir liegt geht die Sonne auf und ich kehre zu Mozart zurück, etwas leiser als zuvor. Den Großteil der Strecke habe ich schon hinter mir. Ich würde gerne mit jemandem reden aber um meine Schwester anzurufen ist es noch viel zu früh, ich werde warten, bis ich angekommen bin.

Nachdem ich eingeparkt und meine Siebensachen für den Termin sortiert habe, rufe ich meine Schwester an, um ihr zu sagen, dass ich gut angekommen bin. Ich höre sofort an ihrer Stimme, dass etwas passiert ist. Mein Vater ist in den frühen Morgenstunden gestorben und ich denke an die seltsame Stimmung bei Jena. Ich sage ihr, dass ich nicht einschätzen kann, wie der Geschäftsführer und das Projektteam reagieren, wenn ich jetzt mit dieser Nachricht komme und sie darum bitte, zu meiner Familie zu fahren. Ich würde mich in den nächsten zwei Stunden wieder bei ihr melden.

Ich weine stille Tränen und bleibe noch eine ganze Weile im Auto sitzen, bis ich mich auf dem Weg mache, um ein hochemotionales Gespräch zu führen.

Die Nachricht löst bei allen Beteiligten des Projektes Betroffenheit und im ersten Moment auch Ratlosigkeit aus. Der Geschäftsführer bittet mich in sein Büro und schenkt mir eine Tasse Kaffee ein. Nach einer kurzen Denkpause sagt er, „Fahren Sie nach Hause Frau König. Sie können sich gerne noch eine Stunde hier ausruhen aber fahren Sie nach Hause. Alle Leute aus dem Projektteam werden wie besprochen ihre Aufgaben wahrnehmen. Und sollte etwas schief gehen, können Sie die Welt auch nicht retten, wenn Sie hierbleiben, dann brauchen wir sowieso die Entwicklungsabteilung. Es gibt immer Ausnahmesituationen auf die man flexibel reagieren muss und das ist jetzt so eine. Ihre Familie hat jetzt die oberste Priorität. Tun Sie mir einen Gefallen und fahren sie vorsichtig.“

Ich telefoniere mit meinem Chef und auch er sagt, dass ich mir keine Sorgen machen soll. Alle Mitarbeiter wissen genau, was zu tun ist und ich soll mich auf den Weg nach Hause machen. Nach einer guten Stunde verlasse ich das Gebäude und rufe wieder meine Schwester an, um ihr zu sagen, dass ich mich auf den Weg mache.

Am späten Nachmittag komme ich im Saarland an und kann meinen Vater noch einmal sehen um mich von ihm zu verabschieden. Später sitze ich wie so oft mit meiner Schwester auf der Bank auf dem Balkon und sage ihr, dass ich froh bin, dass er seinen Frieden gefunden hat und dass jetzt alles vorbei ist. Es braucht keine weiteren Worte, damit sie versteht, wovon ich spreche. Meine Müdigkeit steht mir ins Gesicht geschrieben. Das waren heute mehr als 1200 km. Kein Wunder, dass ich müde bin.

Sie fragt mich nach Reiki und ob ich meine täglichen Eigenbehandlungen aufgegeben habe. Das habe ich aber nicht, ganz im Gegenteil.

Als ich meine erste Anstellung in der IT-Branche bekommen habe, stellt ich sehr schnell fest, dass nicht nur ein großes Engagement, sondern auch ein hohes Arbeitstempo erwartet wurde. Ich suchte einen Ausgleich, eine virtuelle Oase um Kraft und Energie zu tanken und zur Ruhe zu kommen.

Ich lernte meine spätere Reiki-Meisterin kennen und stellt bald nach der Einweihung in den ersten Grad fest, dass Reiki mich unglaublich unterstützt. Ich habe bis heute das Gefühl, dass ich damit meine Akkus auflade. Wenn ich mir die Hände auflege, strömt Energie wie auf Knopfdruck durch meinen Körper, bis in jede einzelne Zelle. Meine Erfahrungen mit Reiki haben mich damals so fasziniert, dass ich diesen Weg weiterverfolgt habe und selbst Reiki-Meister geworden bin.

Im Laufe der Jahre habe ich Reiki mit seinen vielen Facetten kennengelernt und bin vertraut mit den Wirkungsmechanismen. Neben meiner eigenen täglichen Behandlung habe ich immer wieder Menschen mit schweren neurologischen und onkologischen Erkrankungen behandelt und sie auf ihrem Weg begleitet. Ich gebe Reiki-Seminare und bilde Reiki-Schüler aus. Ich kenne die Heilkraft der Universellen Lebensenergie und weiß sie über alle Maße zu schätzen.

Aber in meiner aktuellen Lebensphase komme ich auch mit Reiki nicht gegen meine Erschöpfung an. Es ist wie bei einem Auto, dessen Batterie ständig leer ist. Über einen irgendwo versteckten Leitungsdefekt verliert das System nach jedem Aufladen durch einen Kriechstrom unkontrolliert Energie, so lange bis die Batterie wieder leer ist.

Mir ist genau dieser Punkt vor ein paar Wochen selbst aufgefallen und ich habe meine eigene Reiki-Praxis unter die Lupe genommen. Natürlich lege ich nicht unbedingt die klassische Griffreihenfolge auf, ich kenne meinen Körper und weiß, wo meine Schwachstellen sitzen. Und genau genommen spielt es auch nur eine untergeordnete Rolle, wo man die Hände auflegt, Reiki fließt sowieso immer genau dahin, wo es gebraucht wird. Trotzdem gehe ich wieder auf die klassischen Handpositionen zurück, schaden kann es ja nicht.

Müde, sehr müde, entsetzlich müde

Es ist immer noch Winter im Rheingau und das triste, nasskalte und graue Wetter motiviert mich nicht wirklich, egal zu was. Mit jedem Tag fällt es mir schwerer aufzustehen und ich fühle mich langsam wie ein Roboter. Ich arbeite, koche und drehe meine Runden am Rhein. Mehr schaffe ich aber auch nicht. Ich ruhe oder schlafe in jeder freien Minute aber meine Müdigkeit bleibt. Manchmal denke ich sogar, sie wird größer, je mehr ich mich ausruhe.

Natürlich habe ich dafür eine Erklärung. Jetzt muss nicht mehr das letzte Jahr dafür herhalten, jetzt ist es meine aktuelle Arbeitssituation. Ich bin keine 35 mehr und die beiden Großprojekte fordern meine ganze Aufmerksamkeit und mein ganzes diplomatisches Geschick. Ich koordiniere, organisiere. Ich bespreche neue Softwarefunktionalitäten mit den Kollegen in Belgien und telefoniere an manchen Tagen fast ununterbrochen. Ich nehme Außentermine wahr und stelle langsam aber sicher fest, dass ich wieder bei einer 50-Stunden-Woche angelangt bin. Meine guten Vorsätze, etwas kürzer zu treten, habe ich über Bord geworfen. Meine Arbeit macht mir großen Spaß und meine neuen Kollegen sind kompetent und konstruktiv. Es gibt keinen Ärger und wir arbeiten Hand in Hand.

Ich gebe zu, dass ich an den Wochenenden in einen luftleeren Raum falle. Die regelmäßigen Besuche bei meiner Familie fallen weg und plötzlich weiß ich nichts mehr mit meiner freien Zeit anzufangen. Ich gehöre irgendwie nirgendwo mehr hin, weder in den Rheingau, noch ins Saarland. Mir ist der Boden unter den Füßen abhandengekommen. Und ich trauere um meine Eltern, mehr als ich mir selbst eingestehen will.

Also beschließe ich, in die Offensive zu gehen und ein Aktivitätenprogramm zu starten. Wenn meine Müdigkeit durch das viele Liegen nicht gebessert wird, hilft mir ja vielleicht das Gegenteil. Meine Schwester hat, ähnlich wie ich auch, das Gefühl, dass ihr der Himmel auf den Kopf fällt und sie erzählt mir, dass sie die elterliche Wohnung renovieren möchte. Ich finde die Idee ausgezeichnet und bin sofort dabei. Wir sind ein gut eingespieltes Team und starten an dem darauffolgenden Wochenende durch.

Die Renovierung ist dann doch erheblich aufwändiger, als wir beide dachten, aber das spielt keine Rolle, wir haben ja alle Zeit der Welt. Und ehrlich gesagt, sind wir beide froh, dass wir uns über ein paar Wochenenden damit beschäftigen können. Wir räumen die ganze Wohnung aus, behalten Erinnerungsstücke und trennen uns von vielen Dingen, die wir seit unserer Kindheit kennen. Wir nehmen Abschied von unseren Eltern, renovieren die Wohnung und richten zwei neue Gästezimmer ein.

Kurz vor Ostern schlägt meine Schwester vor, an einem der kommenden Wochenenden ins Sauerland zu ihrer Tochter zu fahren. Das alte Bauernhaus, das meine Nichte mit ihrem Mann gekauft hat, habe ich noch nicht gesehen und ich finde die Vorstellung spontan sehr schön, ein paar Tage in einer anderen Umgebung mit ihrer Familie zu verbringen. Ich freue mich richtig auf die kleine Auszeit und den Tapetenwechsel.

Am Abend vor der Reise dusche ich und entdecke beim Abtrocknen im Spiegel, dass sich meine linke Brustwarze nach Innen zieht. Mir ist schlagartig klar, was das bedeutet. Mein medizinisches Wissen lässt nur eine Schlussfolgerung zu. Brustkrebs. Ich kenne für dieses Phänomen keine andere Erklärung. Ich schiebe den Gedanken aber zur Seite. Ich schaue mir das morgen früh nochmal genauer an. Ich bin viel zu müde und es ist mir im Moment auch egal.

Tapetenwechsel im Sauerland

Das Phänomen an meiner Brust ist auch am nächsten Morgen noch unverändert vorhanden. Aber das behalte ich mal lieber für mich. Ich will den anderen das Wochenende nicht verderben. Und bevor ich nicht mit einem Arzt gesprochen habe und wirklich weiß was los ist, mache ich mal die Pferde nicht scheu.

Das Wochenende im Sauerland habe ich mir aber ganz anders vorgestellt. Ich bin so müde, dass ich am Morgen kaum aus dem Bett komme und muss mich tagsüber tierisch am Riemen reißen, um nicht allen den Spaß zu verderben. Direkt nach dem Abendessen verabschiede ich mich und lege mich wieder hin. Mein Verhalten tut mir wirklich leid, alle sind so gut gelaunt und aktiv und ich laufe mit angezogener Handbremse durch die Gegend. Ich entschuldige mich beim Frühstück aber alle sind der Meinung, dass ich mich ruhig mal richtig ausschlafen darf.

Das Phänomen bleibt auch an den beiden nächsten Tagen unverändert und meine ersten vorsichtigen Recherchen im Internet fördern auch keine andere mögliche Ursache zu Tage. Aber von einer gegoogelten Diagnose lass ich mich jetzt nicht verrückt machen. Meine immer wieder aufkommende Nervosität schiebe ich konsequent zur Seite, das muss bis nach dem Wochenende warten.

Montagmorgen, neues Spiel, neues Glück. Mein Kalender ist ab neun Uhr gut gefüllt und wenn ich heute noch einen Arzt sprechen möchte, muss ich gleich zum Beginn der Sprechstunde auf der Matte stehen. Die Frage ist aber wo. Mein Frauenarzt ist 200 km weit entfernt. Ich suche die Telefonnummer eines Frauenarztes in der Nähe heraus und rufe dort an, um meine Situation kurz zu schildern. Die Arzthelferin zögert einen Moment und fragt dann, ob ich sofort kommen kann. Kann ich, natürlich. Der Arzt sein in einer Viertelstunde in der Praxis und sie schiebt mich an den Beginn der Sprechstunde.

Wie eine Spinne in ihrem Netz

Ich schnappe mir meine Jacke und die Tasche und fahre los. Keine Viertelstunde später stehe ich einem fremdem Arzt gegenüber, der mich freundlich begrüßt. Er kommt ohne Umschweife zu Sache und bittet mich, die Symptome nochmal genau zu schildern. Er will wissen, wie es mir in den letzten Wochen ergangen ist und ich schildere ihm meine unendliche Müdigkeit, schiebe aber direkt hinterher, dass ich seit ein paar Monaten eine neue, verantwortungsvolle Stelle habe, dass ich vor wenigen Wochen in den Rheingau umgezogen bin und dass mein Vater kürzlich verstorben ist.

Die Frage nach Brusterkrankungen in der Familie kann ich verneinen und die regelmäßigen Kontrolluntersuchungen habe ich auch alle durchführen lassen. Meine bisherige Frauenärztin sprach immer von Mikrokalk, darüber müsse ich mir aber keine Sorgen machen, das sei bei einem kleinen Busen normal.

Er hört sich alles in Ruhe an, unterbricht mich nicht und bitte mich dann zum Ultraschall. Er erklärt mir, während ich auf die Behandlungsliege steige, dass er wahrscheinlich auf Grund seiner jahrelangen Ultraschallerfahrung abschätzen kann, was los ist.

Er bewegt den Ultraschallkopf noch keine Minute routiniert über meine linke Brust, dann hält er inne, schaut mich an und sagt „Das ist auf jeden Fall böse." Meine Frage „Was heißt böse? Brustkrebs?" beantwortet er mit einem kurzen „Ja" und setzt seine Untersuchung fort. „Möchten Sie es sehen?" Ich nicke und er dreht den Monitor zu mir hin.

Da sitzt der Tumor, wie eine Spinne mitten in ihrem Netz, direkt hinter der Brustwarze. Ich erkenne es auf den ersten Blick, ohne dass er mir das Bild erklärt. Das filigrane dunkle Gebilde, das sich auf dem hellgrauen Hintergrund abzeichnet, beeindruckt mich. Von einem kleinen Kern ausgehend winden sich tentakelartige Fortsätze in die Tiefe des Brustgewebes. Er erklärte mir, dass der Tumor direkt hinter der Brustwarze sitzt und dass die Zellen ein typisches infiltratives Wachstum zeigen. Sie zwängen sich zwischen die gesunden Zellen und so kommt es zu diesen Auswüchsen die sternförmig in alle Richtungen wachsen.

Ich brauche einen Moment um zu verstehen, dass ich kein Bild in einem Lehrbuch sehe. Was ich da anstarre, sitzt in meinem Brustkorb. Ich sehe, dass er mir Papier zum Abtrocknen hinhält und mir zu verstehen gibt, wieder zum Schreibtisch zu kommen. Wie in Trance ziehe ich mich wieder an, erreiche den Stuhl und setze mich. Mein Kopf ist leer. Das absolute Vakuum. Keine Gefühlsregung, nichts. Stille.

Er lässt mir einen Moment Zeit und dokumentiert seinen Befund. „Wie kann das passieren? Ich war doch zu allen Vorsorgeuntersuchungen." Und im gleichen Moment weiß ich, wie unsinnig diese Frage ist. Aber er antwortet mir ganz ruhig „Krebs ist vollkommen unberechenbar und wenn es sich um einen schnell wachsenden Tumor handelt, kann diese Größe innerhalb von drei Monaten erreicht werden, das ist nicht ungewöhnlich. Wie es genau passiert, dass Zellen entarten, wodurch ein Tumor letztendlich ausgelöst wird, lässt sich nicht genau beantworten. Jeder weiß, dass es hunderte von Ursachen gibt. Jetzt ist aber der falsche Zeitpunkt, um sich darüber Gedanken zu machen. Jetzt geht es um andere Fragen, die schnell geklärt werden sollten."

„Zum Beispiel wie es jetzt konkret weitergeht? Ich habe keine Vorstellung davon, was jetzt unternommen werden muss. Es gab in meiner Familie bisher keinen Brustkrebs." „Ich rufe jetzt in der benachbarten Klinik an, mit der ich eng zusammenarbeite und versuche noch heute eine Terminserie zur weiteren Abklärung zu bekommen. Es braucht zur sicheren Diagnosestellung weitere diagnostische Maßnahmen, einen zweiten Ultraschall, eine Mammographie und eine Stanzbiopsie. Vielleicht gelingt es ja, die komplette Diagnostik noch heute durchzuführen. Die Chefärztin der Gynäkologie ist eine Koryphäe, die Abteilung ein zertifiziertes Burstzentrum und Sie sind dort erstmal diagnostisch in sehr guten Händen."

Daraufhin bitte er seine Arzthelferin mich in den Pausenraum der Mitarbeiter zu begleiten und mir etwas zu trinken zu bringen. Da sitze ich, wie eine billige Kopie meiner selbst, zusammengesunken auf dem Stuhl und starre die gegenüberliegende Wand an. Einatmen, ausatmen, einatmen, ausatmen. Tränen laufen mir über die Wangen. Ich halte mich an dem Becher mit Wasser fest und versuche die Kontrolle über mein Gehirn wieder zu erlangen. Ruhig bleiben und atmen.

Ein paar Minuten später halte ich eine bestätigte Terminserie und die genaue Adresse der Klinik in der Hand. In drei Stunden soll ich dort sein. „Sie können gerne noch eine Weile hier sitzen bleiben. Soll ich jemanden für Sie anrufen?" das Vakuum in meinem Kopf wird zu zähem Nebel. „Nein, es gibt niemanden, den Sie anrufen können, danke." Ich ziehe mir die Jacke über, greife meine Tasche und verlasse langsam die Praxis.

Im Treppenhaus ist es kühl, das tut gut. Der Nebel in meinem Kopf beginnt sich zu bewegen und wabert in meinem Kopf. Ich muss an die frische Luft. Ich brauche dringend frische Luft. Vor der Tür bleibe ich stehen und lehne mich kurz an die Hauswand. Jetzt nicht schlapp machen. Einatmen, ausatmen.

Auf dem Weg zum Auto beginnt der Nebel sich zu lichten. Geradeaus denken, kann ich immer noch nicht. Ein einziges Wort blinkt in meinem Kopf wie eine überdimensionierte Leuchtreklame. „Scheiße".

Dann überfluten mich hundert Gedanken gleichzeitig. Sie zu sortieren oder zu priorisieren ist unmöglich. „Wie komme ich am schnellsten zurück an meinen Schreibtisch? Das geht bestimmt nicht ohne Chemotherapie. Jetzt habe ich den neuen Job gerade mal ein Jahr. Was heißt Brustkrebs auf Englisch? Wo ist mein Autoschlüssel? Das schaffe ich bestimmt nicht alleine in meiner neuen Wohnung. Wie erkläre ich das meinem Chef? Wie lange dauert eine Brustkrebstherapie? Wo steht überhaupt mein Auto? Ich muss ins Büro um die Krankmeldung abzugeben. Wer übernimmt die beiden Großprojekten, die gerade ans Fliegen kommen? Wie funktioniert eine Chemotherapie?"

Erst als ich im Auto sitze, gelingt es mir so etwas wie Ordnung in meine Gedanken zu bringen. Es gibt viel zu viele Variablen, die eine unüberschaubare Anzahl an Konsequenzen hinter sich herziehen. Ich weiß eigentlich gar nichts. Außer dass ich Krebs habe. Es ist also vollkommen sinnlos in diesem Stadium überhaupt über eine Therapie oder deren Verlauf nachzudenken. Ich brauche Fakten, um arbeiten zu können. Und so lange ich keine Bestätigung durch die komplette Diagnostik habe, ist sowieso alles Spekulation. Im Zweifel immer für den Angeklagten.

Obwohl auch dieser Gedanke total unsinnig ist. So wie das Teil im Ultraschall aussieht, liegt es klar auf der Hand, bösartig. Trotzdem weiß ich zu wenig um auch nur ansatzweise über die nächsten Schritte nachzudenken. Ich weiß einfach zu wenig. Viel zu wenig. Also eins nach dem anderen.

Was mache ich jetzt zuerst? Telefonieren. Wen rufe ich an? Meiner Schwester. Ja, meine Schwester. Das ist am besten. Ich erreiche sie jetzt bestimmt nicht. Sie ist sicher in einer Behandlung. Sie in einer Pause zwischen zwei Physiotherapie-Terminen zu erwischen ist fast unmöglich. Egal, ich probiere es trotzdem.

Und ich habe Glück, sie geht ans Telefon. Sie hört sofort an meiner Stimme, dass etwas nicht stimmt und fragt mich, was los ist. „Ich habe Brustkrebs, ich komme gerade vom Arzt." Ich höre, wie sie durchatmet und dann sagt sie „Ok, dann kommst du hierher ins Saarland, ziehst in die ehemalige Wohnung der Eltern und wir machen das zusammen."

Mit dieser Antwort habe ich absolut nicht gerechnet. Ich habe erwartet, dass sie schockiert ist und mich tröstet oder gar bedauert, wobei bedauern wirklich sehr abwegig gewesen wäre. Ich war mir auch sicher, dass ich sofort anfange zu weinen, wenn ich mit ihr spreche. Aber auch dazu kommt es nicht. Ihre Antwort verschlägt mir komplett die Sprache.

Das ist meine Schwester, so kenne ich sie. Mit ihrem glasklaren analytischen Verstand, mit dem sie die Situation in ihrer kompletten Tragweite in einem Sekundenbruchteil erfasst. Und ihrem bodenständigen Pragmatismus, im Hinblick auf die weitere Vorgehensweise. Einfache Lösungen, die auf der Hand liegen. Sie gibt mir in diesem Moment ein unglaubliches Gefühl von Sicherheit. Ich bin nicht alleine! Sie reicht mir ohne Nachzudenken die Hand, um den Weg mit mir zusammen zu gehen. Der Nebel in meinem Kopf ist wie weggeblasen.

Ich danke ihr für dieses großzügige Angebot, kann aber im Moment noch nichts dazu sagen. Sehr wahrscheinlich komme ich darauf zurück, aber ich weiß gerade noch nicht wann oder wie. Wir verabreden, dass ich mich später wieder melde, wenn ich weiß, was die Untersuchungen in der Klinik ergeben haben.

Mein Verstand arbeitet wieder, langsam aber er arbeitet. Ich muss überlegen, was ich jetzt als nächstes mache. Zuerst fahre ich zum Bäcker, ich muss mir etwas zu essen besorgen und dann fahre ich nach Hause. Ich will meinen Chef nicht vom Auto aus anrufen. In Gedanken lege ich mir schon die englischen Vokabeln zurecht, die ich für dieses Gespräch brauche. Und ich möchte in Ruhe einen vernünftigen Kaffee trinken. Dann sehe ich weiter. Der Termin in der Klinik ist ja erst in gut zwei Stunden.

Ich bin sehr aufgeregt als ich die Nummer meines Vorgesetzten wähle und ich frage mich einen Moment, ob er überhaupt zu sprechen ist. Aber auch er geht sofort ans Telefon. Ich sage ihm, dass ich sehr schlechte Nachrichten habe, dass ich für einen längeren, noch unbestimmten Zeitraum ausfalle. Meine Stimme kippt kurz weg. Er unterbricht mich aber nicht, sondern wartet geduldig, dass ich weiterspreche. Mit jedem weiteren Satz beruhige ich mich und alle Vokabeln, die ich im weiteren Verlauf des Gespräches brauche, kann ich abrufen. Ich erkläre ihm ruhig und sachlich, was ich bisher weiß.

Die Mitteilung, dass ich so schwer erkrankt bin, schockiert ihn hörbar und er antwortet nach einer kurzen Pause „Das tut mir sehr leid. Das ist eine sehr schlimme Diagnose. Wir wissen alle, was das bedeutet. Aber du kannst es schaffen, ich traue dir das zu. Um die Firma mach dir bitte keine Sorgen. Deine Gesundheit braucht jetzt deine höchste Priorität, um alles andere können sich andere kümmern. Für die Organisation und dein Team finden wir gute Lösungen, darauf kannst du dich verlassen. Ich telefoniere noch heute mit dem Serviceleiter von Belgien." Wir verabreden, dass ich mich bei ihm melde, wenn ich genau weiß, wie es weitergeht. Er wünscht mir Glück für meinen Weg und wir verabschieden uns.

Mir fällt ein, dass ich überhaupt keine Vorstellung davon habe, was in der Klinik auf mich zukommt und wie lange solche Untersuchungen dauern. Sicher gibt es dort nur Getränke aus dem Automaten oder maximal Cafeteria-Kaffee. Ich koche mir Tee und ziehe bequeme Kleidung an, die schnell an- und auszuziehen ist. Die beiden frischen Brötchen vom Bäcker schmecken wie Pappe aber ich zwinge mich, sie zu essen, nicht zu frühstücken kommt nicht in Frage. Mit meiner Teeflasche in der Tasche gehe ich zum Auto zurück. Das Büro liegt auf dem direkten Weg zur Klinik, passt also alles, um meinen Termin dort pünktlich einzuhalten.

Ich entscheide mich bewusst nicht das Treppenhaus in der großen Eingangshalle zu nehmen. Ich würde garantiert mehreren Kollegen über den Weg laufen und das geht jetzt wirklich nicht. Ich wähle den hinteren Eingang am Ende des langen Flurs, weitab von der Teeküche, direkt neben dem Büro des Personalchefs. Ich sehe durch die Glastür, dass er an seinem Schreibtisch sitzt, in Papiere vertieft. Er hebt den Kopf als ich eintrete, schaut mich an und steht sofort auf. Er erkennt auf den ersten Blick, dass etwas gar nicht gut ist, obwohl wir uns erst ein paar Monate kennen.

Ich schätze ihn sehr, er ist absolut korrekt und zuverlässig, ein leidenschaftlicher Zahlenmensch, die mir meistens sehr sympathisch sind. Er teilt meine Liebe zu exquisiten Stereoanlagen und einigen ausgewählten Rockbands aus früheren Zeiten, die uns häufig den Anlass zu einer netten Plauderei in der Teeküche geben. Er ist, mit Anfang sechzig, ein Personalchef der „klassischen alten Schule", mit Respekt und tadellosen Manieren, so wie ich es selbst von meinem langjährigen Vorgesetzten gelernt habe.

Ich schließe die Bürotür hinter mir und halte ihm den Krankenschein entgegen. „Ich komme gerade vom Arzt. Ich habe Brustkrebs und falle bis auf weiteres aus." Er kommt hinter seinem riesigen Schreibtisch hervor und nimmt mich wortlos in den Arm. Jetzt fange ich wirklich an zu weinen, er hält mich fest und ich lehne mich an ihn an. Es tut gut, gehalten zu werden und ich schließe für einen Moment die Augen und atme tief durch. Als ich mich wieder aufrichte und aus seiner Umarmung löse, schaut er mich aufmunternd an und sagt „Das kriegen wir wieder hin, wirst sehen."

Er bietet mir einen Stuhl an und geht zurück hinter seinen Schreibtisch. Ich erzähle ihm kurz, was bisher passiert ist und wie der Plan für den weitere Tag aussieht. Er fragt mich, ob ich schon mit meinem Chef telefoniert habe und bietet mir an, das Gespräch zu übernehmen.

„Ich habe schon mit ihm gesprochen, er kümmert sich um das Team und alle projektbezogenen Dinge. Aber du könntest mir einen Gefallen tun und alle Mitarbeiter hier am Standort informieren. Ich kann das jetzt nicht." „Was soll ich ihnen sagen?" „Die Wahrheit, was sonst. Ich will kein Versteckspiel. Ich habe Brustkrebs und das soll jeder aus erster Hand erfahren. Nichts ist schlimmer als Tratsch und Gerüchte." Er schließt sich meiner Meinung an und betont, dass auch er in solchen Ausnahmesituationen die offene Kommunikation bevorzugt. Das spiegelt auch das Vertrauen wider, das man den Mitarbeitern entgegenbringt.

„Außerdem könnte jemand aus der Technik eine erste Abwesenheitsnotiz in meinem Mailaccount hinterlegen, ich habe heute den Rechner noch nicht hochgefahren und das würde ich auch lieber nicht tun." Er lacht und meint scherzhaft „Das wirst du auch auf absehbare Zeit nicht. Du wirst anderes zu tun haben. Dein Mailaccount wird aus allen Nähten platzen. Aber Scherz beiseite, ja, das ist das Geringste, was wir tun können, ist praktisch erledigt."

Damit bin ich ab sofort raus aus jeder Kommunikation und entbunden von allen Aufgaben. Man hat mir von höchster Stelle versichert, dass alles geregelt wird und dass ich mir weder um die Mitarbeiter noch um Projekte irgendwelche Gedanken machen muss. Mir fällt ein Stein vom Herzen. „Ich mache mich dann jetzt auf den Weg in die Klinik und halte dich in den nächsten Tagen auf dem Laufenden". Er begleitet mich zur Tür, wir umarmen uns kurz und ich verschwinde so still und leise wie ich gekommen bin.

Die vorläufige Diagnose

Das mehr als zehnstöckige Klinikgebäude liegt in einer Seitenstraße in der Innenstadt, absolutes Parkverbot, was nicht anders zu erwarten war. Die Einfahrt in das neugebaute Parkhaus liegt etwas versteckt und von dort aus betrete ich das Gebäude über einen rückwärtigen Eingang und stehe mitten in einer Baustelle. Die Eingangshalle wird renoviert und die Beschilderung ist offensichtlich gerade abgenommen. Am Informationsschalter erklärt man mir, dass ich den gelben Linien auf dem Boden folgen soll, so gelange ich am einfachsten zur Abteilung der Gynäkologie.

Ich gehe durch eine große Glastür, lasse die Baustelle hinter mir und betrete einen klassischen 70er Jahre Krankenhausflur. Das etwas vergilbte Schild „Sekretariat" ragt über der Tür in den Flur hinein, ich klopfe und trete ein.

Die junge Dame an der Anmeldung ist über und über tätowiert, trägt hochgebundene Rastalocken und begrüßt mich sehr freundlich. Formalien werden geklärt und ich darf im Wartezimmer Platz nehmen. Aus einem kleinen Radio dudelt viel zu laute und unpassende Musik, aber niemanden außer mir scheint das zu stören. Der Raum wirkt improvisiert, die Stühle sind wahllos zusammengewürfelt und auf der Fensterbank fristet eine vernachlässigte Orchidee ihr trauriges Dasein. Unter einem zertifizierten Brustzentrum habe ich mir etwas anderes vorgestellt.

Nach einer halben Stunde werde ich in einen kleinen Untersuchungsraum gebracht und wenig später begrüßt mich die Chefärztin und beginnt mit einer kurzen Anamnese. Sie untersucht mich eingehend und bittet mich dann auf die Behandlungsliege. Die Ultraschalluntersuchung meiner linken Brust bestätigt das Ergebnis des Frauenarztes vom frühen Morgen, ein bösartiges Mammakarzinom.

Es folge eine Aufzählung der Untersuchungen die sie jetzt anschließen muss, um die Diagnose abzusichern und schickt mich zuerst zur Mammographie in den Nachbarflur. Der Flur, in dem ich jetzt warte, ist fast fertig renoviert und ich finde einen freien Platz direkt neben der futuristischen Empfangstheke. Zwei Mitarbeiterinnen diskutieren über einen Fehler in der neuen Software. Aus irgendeinem Grund werden die Termine im Kalender nicht in den richtigen Farben angezeigt, obwohl die Einstellungen alle korrekt sind. Ich denke mir „Nun, wenn alle Einstellungen passen, werden auch die Farbe korrekt angezeigt. So ein Computer versteht nur Nullen und Einsen. Also muss irgendwo noch eine Einstellung sein, die übersehen wurde. Oder die Software taugt nicht viel, was bei Terminplanungs-Tools eher selten vorkommt, das ist jahrelang geübter Standard."

Im gleichen Moment wird mir bewusst, was ich in diesem Flur mache. Ich bin eine Patientin in der Radiologie, die auf eine Mammographie wartet und keine Softwarespezialistin bei der Arbeit. Ich schüttele innerlich den Kopf über mich selbst und meine spontane Reaktion auf dieses Gespräch und vertiefe mich in die Formulare zum Datenschutz, die man mir, in vielfacher Ausfertigung zum Unterschreiben in die Hand gedrückt hat.

Ich warte eine gefühlte Ewigkeit und erst auf meine Nachfrage hin, stellt sich heraus, dass mein Termin „nicht über die Schnittstelle gekommen ist". Vielleicht hat man mich auch einfach nur vergessen. Egal, ich bin nicht vorgemerkt und eigentlich würde man jetzt den Counter schließen wollen, die Sprechstunde ist ja zu Ende. „Wie bitte? Das ist sicher ein Irrtum, die Chefärztin der Gynäkologie hat mich zur Mammographie angemeldet. Und die soll heute noch stattfinden. Wenn Sie bitte so freundlich wären, das mit den Kollegen zu klären, ich warte gerne."

Im Hintergrund wird es kurz hektisch, es wird telefoniert und nochmal telefoniert und dann teilt eine junge Dame mir mit, dass die Mammographie doch noch durchgeführt wird. „Gehen Sie doch bitte in den Warteraum um die Ecke. Es dauert aber einen Moment,

die Kollegin ist schon in der Pause." Ich bin immer wieder überrascht, wie grundehrlich manche Menschen sind. Ich hätte das an
ihrer Stelle anders formuliert. Aber auf der anderen Seite ist ihre
Ehrlichkeit so entwaffnend, dass ich ihr nicht mehr antworte und
zum Warteraum gehe.

Wieder warte ich. Jetzt ganz alleine, in einem hellen, frisch re-
novierten Wartezimmer mit sehr schicken, sehr bunten und sehr
unbequemen Schalensesseln.

Dort wird mir dann bewusst, dass ich unbedingt lernen muss,
mich in Geduld zu üben. Dieses Thema stellt sowieso eine große
Herausforderung für mich dar, Geduld ist nicht gerade mein zwei-
ter Vorname. Krankenhäuser sind seit vielen Jahren für mich ein
Ort zum Arbeiten und in der Regel werde ich erwartet. Als Patient
ist das jetzt etwas vollkommen anderes. Ich bin im schlimmsten
Fall ein Termin der nicht über die Schnittstelle gekommen ist und
so fühle ich mich auch gerade.

Die Röntgenaufnahmen sind in ein paar Minuten erledigt, die
Besprechung mit der Radiologin, auf die ich eine weitere halbe
Stunde warte, dauert keine zwei Minuten. Wir betreten ein riesiges
Büro, das im klassischen 80 Jahre Stil eingerichtet ist. Schwere
Holzregale, ein beeindruckend großer Schreibtisch, alles sehr
wuchtig und massiv, für die Ewigkeit gebaut. Der ganze Raum ist
in zurückhaltendem Beigebraun gehalten. Mir geht der Gedanke
durch den Kopf, dass nur noch der schwere Geruch nach abgestan-
denen Zigarren fehlt. In diesem Krankenhaus werde ich sprichwörtlich von einer Zeitzone in die nächste und wieder zurück ka-
tapultiert. Und dieser Raum toppt alle bisherigen. Wohl fühle ich
mich nicht.

Die Ärztin stellt sich mir nicht einmal vor. „Bitte, nehmen Sie
doch Platz. Die Mammographie zeigt einen bösartigen Tumor. Damit ist die Verdachtsdiagnose der Kollegin bestätigt. Ich gehe jetzt

nicht davon aus, aber sollten noch weitere bildgebende Untersuchungen erforderlich sein, übernehmen wir das in unserem Institut hier gerne. Haben Sie noch weitere Fragen?" „Äh, nein." „Gut, dann alles Gute für Sie und auf Wiedersehen."

Zurück in der Abteilung für Gynäkologie darf ich direkt ins Behandlungszimmer durchgehen, in dem mich die Chefärztin bereits erwartet. Sie bestätigt die Verdachtsdiagnose endgültig. Damit ist es amtlich. Ich bin eine Krebspatientin. „Als nächstes brauche ich eine Stanzbiopsie, um den Tumor zu klassifizieren. Bitte machen sie Ihren Oberkörper frei und legen sie sich auf die Liege. Nehmen Sie irgendwelche Medikamente?" „Nein. Aber ich reibe mir seit ein paar Tagen die linke Schulter mit Arnikaöl ein, weil ich heftige Bewegungsschmerzen habe."

Mit diesem Satz drücke ich bei ihr offensichtlich auf einen roten Knopf. Sie rastet aus, sie wird unangemessen laut und sogar ausfällig. „Was das immer soll! Scheiß Arnika! Bringt überhaupt nichts, blutet nur wie die Hölle! Na das wird mir ja eine Stanze werden." Sie ist total verärgert und beginnt, ihre Instrumente für die Biopsie zurechtzulegen. Na das wird mir ja eine Stanze werden, denke auch ich.

Ich fühlte mich verbal geohrfeigt und würde am liebsten aufstehen und grußlos gehen. Aber ich denke zeitgleich, dass ich die Biopsie-Ergebnisse brauche, egal was jetzt weiter passiert. Ich schlucke herunter, was ich gerne antworten würde und beschließe, jeden weiteren Hinweis auf meine persönliche Einstellung zu Behandlungsmethoden außerhalb der klassischen Schulmedizin zu verschweigen. Damit ist für mich klar, dass ein echtes Vertrauensverhältnis im Sinne einer gesunden Arzt-Patienten-Beziehung zu ihr nicht möglich ist.

Die Stanzbiopsie macht mir große Angst. Wahrscheinlich spielt mir meine Psyche dabei einen Streich. Es ist der erste „körperliche Kontakt" mit meiner Erkrankung. Ich habe Krebs, daran gibt es keinen Zweifel mehr. Und jetzt kommt jemand mit einer Nadel und bohrt in mir herum. Und die miese Laune der Ärztin trägt sicher auch mit dazu bei. Ich muss mich beruhigen, einatmen, ausatmen. Es ist nur eine Nadel, weiter nichts.

Die Untersuchung selbst ist dann sehr schnell vorüber und meine Angst war letztendlich größer als der Schmerz. Und ein Blutbad hat es auch nicht gegeben. Mit einem riesigen Verband schickt man mich dann nach Hause. Ich soll drei Tage später mit einer Begleitperson zu einem weiteren Termin kommen, dann wären alle Vorabbefunde komplett und wir könnten über einen Therapievorschlag sprechen, ob das passt? „Ja, danke, auf Wiedersehen."

Am frühen Abend bin ich zurück in meiner Wohnung, hundemüde und jeglicher Hunger ist mir bereits vor Stunden vergangen. Da ist nur eine große Sehnsucht nach Geborgenheit und Wärme. Ich kuschele mich mit einem frischen Tee auf meine Couch und türme Decken über mir auf, weil ich entsetzlich friere. Was soll ich jetzt nur machen? Mein ganzes Leben, mein wunderbarer Plan ist heute geplatzt wie eine Seifenblase. Ich stehe ratlos, mit weit aufgerissenen Augen vor einer schwarzen Steilwand und kann nicht fassen, wie ich dahin gekommen bin.

Ich muss noch telefonieren, ich habe es meiner Schwester versprochen. Außerdem ist es besser, jemandem zu erzählen, was heute passiert ist, als mich in meinem eigenen Gedankenkarussell zu drehen. Dadurch, dass ich alles zusammenfasse und ordne, ändere ich meine eigene Blickrichtung. Ich trete aus der Mitte des Geschehens heraus, gehe einen Schritt zur Seite und schaue mir von außen an, wie der Tag gelaufen ist. Das gibt mir die Möglichkeit durchzuatmen und nicht mehr von der Aussichtslosigkeit erdrückt zu werden, die bleischwer auf mir liegt. Ich kann mich kaum bewegen und angele das Telefon im Liegen vom Wohnzimmertisch.

Zuerst bespreche ich mit meiner Schwester die fachlichen Details, die ich heute erfahren habe. Sie sind nicht wirklich überraschend, sie bestätigen nur, was wir beide bereits am frühen Morgen vermutet haben. Sie erzählt mir, dass sie in der Zwischenzeit mir ihrem Mann gesprochen hat und dass auch er ohne zu zögern sofort zugestimmt hat, mir die ehemalige elterliche Wohnung zur Verfügung zu stellen, so lange es notwendig sein wird. Dort habe ich dann alles, was ich brauche, sie ist vollfunktionsfähig eingerichtet und komplett renoviert, außerdem wäre immer jemand in meiner Nähe, trotzdem hätte ich aber einen abgeschlossenen Rückzugsraum, was sicher auch von Vorteil sein wird.

Bis zu diesem Moment habe ich zwar immer noch nicht wirklich begriffen, was diese Diagnose für mich im Einzelnen bedeutet, ich habe aber sehr wohl realisiert, dass der vor mir liegende Weg kein Spaziergang wird und dass ich die Hilfe meiner Familie auf jeden Fall brauchen werde und dass ich sie auch in Anspruch nehmen will. Ich bin noch immer tief berührt, von ihrem Angebot und nehme es gerne an. Wir kommen beide zu dem Schluss, dass es wohl das Beste ist, wenn ich direkt am nächsten Tag komme, bevor mir im Rheingau der Himmel auf den Kopf fällt.

Das nächste Telefonat, mit meinem ältesten Bruder ist sehr emotional. Seine Frau hört über Lautsprecher mit und ich gebe ihnen einen kurzen Überblick zu den Fakten. Aber mit jedem Satz steigen Tränen in mir auf und es fällt mir schwer meine Stimme unter Kontrolle zu halten. „Ja, das alles ist ein ganz schön großer Misthaufen und ich hab keine Ahnung was jetzt genau passiert und wie man das schafft. Eigentlich weiß ich im Moment gar nichts mehr." Die Ratlosigkeit auf der anderen Seite ist für einen Moment greifbar und die Frau meines Bruders rettet die Situation indem sie sagt „Das schaffen wir mit dir zusammen, wir helfen dir alle. Schlaf erstmal eine Nacht und morgen ist ein neuer Tag und wir sehen weiter." So simpel dieser Satz auch klingt, gerade jetzt gibt er mir Zuversicht und den Glauben daran zurück, dass man auch sehr schwierige Wege meistern kann, mit Hilfe von vertrauten Wegge-fährten allemal. Ich erzähle noch kurz, dass ich ab morgen wieder im Saarland wohne und wir verabreden uns für den nächsten Abend.

Das letzte Telefonat an diesem Abend ist für mich das schwie-rigste, weil ich mich davor fast fürchte. Ich rufe meinen zweitäl-testen Bruder, den Mediziner in unserer Familie an und weiß was mich jetzt erwartet. Er legt mir in seiner unnachahmlich ruhigen Art sachlich aber schonungslos alle Fakten dar. Er gibt mir einen ersten objektiven Gesamtüberblick darüber, was mich mit hoher Wahrscheinlichkeit in den nächsten Monaten erwartet. Seltsamer-weise werde ich mit jeder Minute dieses Gespräches immer ruhi-ger und mein Verstand arbeitet wieder vollkommen normal. Ich stelle Zwischenfragen, gehe auf spezielle Details ein und er ant-wortet geduldig. Er bringt Ordnung in mein verwirrtes Gehirn, in das sich den ganzen Tag über Schauergeschichten vom Hörensa-gen eingeschlichen haben.

Er klärt mich über die aktuell genutzten Therapieverfahren auf und beschreibt mir den schulmedizinischen Standardweg einer Brustkrebstherapie in seinen einzelnen Phasen. Ich rechne hoch und komme schnell zu dem Schluss, dass ein halbes Jahr nicht aus-reichen wird. Je nach Befundlage, konnte die gesamte Therapie ein Jahr oder sogar länger dauern.

Und in der gleichen Sekunde ist mir klar, dass ich diese Therapie unmöglich alleine im Rheingau durchführen kann. Das wird nur in der unmittelbaren Nähe meiner Familie funktionieren und ich bin heilfroh, dass meine Schwester mir diese Hilfe bereits angeboten hat.

Er fragt „Wo stellst du dir denn vor, die Behandlung durchzu-führen?" „In der Klinik, in der am Vormittag die Diagnostik ge-laufen ist, auf keinen Fall. Ich kann keine betreuende Ärztin ge-brauchen, die mich in einem solchen Ton zusammenfaltet." „Es gibt eine kleinere Klinik hier in der Nähe mit einem zertifizierten Brustzentrum, das einen ausgezeichnete Ruf genießet. Ich kenne den Chefarzt von meiner Ausbildungszeit und kann morgen versuchen, einen kurzfristigen Termin mit ihm zu vereinbaren." Damit löst er mit zwei Sätzen ein weiteres Problem, das mir seit der Begegnung der dritten Art mit Frau Chefärztin schwer zu schaffen macht und plötzlich sehe ich meinen Weg für die kommenden Monate vor mir. Ich ziehe ganz in die Wohnung meiner Eltern und vertraue meinem Bruder bei der Wahl der Klinik.

Ich erzähle ihm, dass ich mit unserer Schwester schon besprochen habe, die elterliche Wohnung zu nutzen und er findet diese Idee ausgezeichnet. Für den ersten Abend sind damit alle Fragen beantwortet. Er sagt mir zu, sich mit einem Temin zu melden und wünscht mir eine ruhige Nacht.

Damit hat mich das schwierigste Telefonat am Ende dieses Tages am meisten beruhigt und mir klar gemacht, dass meine Diagnose schlimm, aber kein Todesurteil ist. Das hätte mir mein Bruder nicht verschwiegen. Es gibt sehr wohl eine Perspektive und bevor der Tumor nicht klassifiziert und geklärt ist, ob Lymphknoten befallen sind, ist sowieso alles weitere reine Spekulation. Also muss ich mich jetzt auch nicht selbst verrückt machen. Das wäre reine Energieverschwendung. Ich bin ziemlich krank. Alles weitere wird sich zeigen.

Ich liege vollkommen geschafft unter meinem Deckenberg auf der Couch und meine Gedanken kreisen um meine monatelange Abwesenheit im neuen Unternehmen und ich frage mich wieder, wie ich das alles hinkriegen soll. Ich habe Krebs. Und jetzt unterbricht dieses hässliche, schwarze Wort jeden vernünftigen, rationalen Gedanken. Krebs. Das ist ein Scheißname für eine Scheißerkrankung. Er ist unspezifisch, ungenau und hört sich irgendwie gruselig an.

Worte haben für mich immer schon eine große Bedeutung und je präziser und treffender eine Formulierung ist, umso besser kann ich damit umgehen. Ich will das Wort Krebs nicht denken, nicht aussprechen und nicht hören. In meiner Brust sitzt ein Tumor, der aussieht wie eine Spinne im Netz. Ich habe ihn gesehen. Diese Formulierung hört sich deutlich besser an. Sie ist präzise und treffend, mit ihr kann ich arbeiten.

Ein Tumor ist ein begrenztes Ding, mit dem sich etwas anstellen lässt. Er kann entfernt, irgendwie verkleinert oder aufgelöst werden. Ich weiß nicht genau, was therapeutisch heute möglich ist, vom Messer bis zum Antikörper ist vieles denkbar. Dazu fehlen mir aber wieder genauere Informationen. Also handelt es sich auch bei diesem Gedankengang um ungelegte Eier. Diese Richtung muss ich jetzt noch nicht einschlagen.

Wieder steigen viele Gedanken gleichzeitig in meinem Bewusstsein auf. Mein gerade liebgewonnener Rheingau kommt mir in den Sinn, von ihm muss ich mich erstmal verabschieden, meine Entscheidung steht. Dabei habe ich mich so sehr auf den Sommer gefreut. Aber ich wäre von Sinnen, wenn ich die mir angebotene Hilfe meiner Geschwister nicht annehmen würde. Abgesehen von der seelischen und moralischen Unterstützung, die sicher die halbe Miete bei dieser Therapie ausmachen wird, ist ihre medizinische Kompetenz unbezahlbar.

Mein Bruder, der klassische Schulmediziner, wird mir im Hintergrund immer zur Seite stehen und meine Schwester wird mich mit ihrer jahrelangen physiotherapeutischen Erfahrung mit onkologischen Patienten hervorragend beraten. Sie erkennt kritische Situationen auf den ersten Blick und wird mich genau im Auge behalten. Außerdem ist sie mit meinen komplementärmedizinischen Erfahrungen vertraut und steht ihnen offen gegenüber. Sie wird ein guter Diskussionspartner bei allen Fragen sein, die mir begegnen werden. Und sie hat ein unglaubliches Händchen, Patienten zu motivieren.

Dass ich eine vollständige schulmedizinische Therapie durchlaufe, steht für mich fest. Dass ich aber auch alle Register der Komplementärmedizin ziehe, ist in der gleichen Sekunde klar. Durch meine jahrelange Reiki-Erfahrung mit onkologischen Patienten weiß ich, wie kraftraubend diese Therapien sind.

Ich werde Reiki zu allen Gelegenheiten und in vollem Umfang einsetzen. Ich werde sogar meine Reiki-Meisterin bitten, die Notfallkette zu aktivieren, um in den ganz schwierigen Phasen die größtmögliche Unterstützung zu haben.

Außerdem muss es möglich sein, die Homöopathie und andere Heilverfahren begleitend einzusetzen. Ich werde recherchieren, die Ärzte im Saarland und eine befreundete Heilpraktikerin befragen. Auf diesem Gebiet würde es sich sicher lohnen, Zeit zu investieren. Aber auch darum kümmere ich mich erst ab morgen, heute Abend nicht mehr.

Ich gehe zu Bett, verstecke mich unter meinen Decken, lege mir für eine Reiki-Behandlung die Hände auf und fange sofort an zu weinen. Am Abend des Tages, der mein Leben vollkommen auf den Kopf stellt, erlaube ich mir zu weinen und mich selbst zu bedauern. Ich weine um mich armes Ding, um meine verstorbenen Eltern, um alles Elend in der Welt und um den fürchterlichen Lauf der Dinge. Wie soll ich das nur alles schaffen?

Aber immer noch gibt mein Verstand keine Ruhe. Ein Gedanke schleicht sich in den Vordergrund und dominiert plötzlich alle anderen. „Man erhält immer nur solche Aufgaben, die man auch bewältigen kann." Damit ist meine Heulerei zu Ende. Eine Stimme in mir ruft mich dazu auf, gefälligst zu kämpfen und nicht in Selbstmitleid zu versinken und zu jammern. „Na toll, aber eine Bedienungsanleitung dazu erhält man nicht."

Ich lege meine Hände nach und nach auf weitere Positionen auf und genieße die Wärme, die Reiki mir schenkt und falle in dieser Nacht in einen traumlosen, tiefen Schlaf.

Der neue Tag begrüßt mich mit einem unglaublichen Sonnenaufgang, den ich von meinem Bett aus beobachte. Mein Schlafzimmer liegt auf der Ostseite der Wohnung, was ich in den vielen Jahren zuvor schätzen und lieben gelernt habe. Als ich hier eingezogen bin, habe ich mich bewusst dazu entschieden, wieder den Raum nach Osten als Schlafzimmer zu wählen, obwohl oder gerade weil er der größte ist. Mein Schlafzimmer ist eigentlich eine Schlafzimmer-Bibliothek. Ich lese Bücher fast ausschließlich im Bett und die neue Wohnung bot mir wieder die Gelegenheit, alle Bücherregale in einem Raum zu vereinen. Ich liebe es, von all meinen Büchern umgeben zu sein, wenn ich zur Ruhe komme. Mein Schlafzimmer ist schon immer ein Wohnraum und kein Raum, in dem ich nur die Augen schließe.

An diesem Morgen treffe ich eine für mich sehr wichtige Entscheidung, zu der ich bisher nicht bereit war. Ich beende die Trauer um meine Eltern und packe alle schwarzen Klamotten in eine Kiste, die ab sofort in der Kammer steht. Ich greife beim Anziehen zu kräftigen Farben und packe auch nur farbenfrohe Kleidung in meine beiden Koffer. Ab sofort muss ich mich mit aller Energie und allem Lebensmut meiner Heilung widmen. Getrauert ist genug.

Am frühen Nachmittag treffe ich im Saarland ein und beziehe die Wohnung meiner Eltern. Der Empfang meiner Geschwister und ihrer Familien ist sehr herzlich und voller Zuversicht. Alle sind wild entschlossen mit mir zusammen den Weg zu gehen, von dem niemand von uns genau weiß, was er bereithalten wird.

Die erste Therapieplanung

Wie verabredet, fahre ich in Begleitung meiner Schwester am nächsten Tag zur Therapiebesprechung zurück in die Klinik im Rheingau. Die Chef-ärztin hat ausgesprochen schlechte Laune, das ist nicht zu übersehen. Und es stört mich enorm. Von einer Ärztin in ihrer Position hätte ich größere Professionalität erwartet.

„Die ersten Befunde liegen vor und bestätigen genau das, was ich bereits im Ultraschall gesehen habe. Ich würde ihnen folgende Therapie vorschlagen." Ich unterbreche sie noch bevor sie den nächsten Satz beginnen kann und frage, ob sie mir die Befunde bitte zeigen und erläutern kann. „Wie meinen Sie das, Befunde erläutern?" Ich weiß jetzt nicht, was es an dieser Frage nicht zu verstehen gibt, bitte sie aber trotzdem erneut, mir die Befunde zu zeigen und zu erklären.

„Das versteht ein Patient ja sowieso nicht, aber wenn Sie unbedingt darauf bestehe, bitte," gibt sie schnippisch zurück. Das ist in diesem Moment die ganz falsche Antwort. Das Gespräch läuft in eine Richtung, die mir überhaupt nicht gefällt, meiner Schwester übrigens auch nicht, das kann ich in ihrem Gesicht lesen. Und ihren Ton finde ich vollkommen deplatziert, um nicht zu sagen, unterirdisch.

Sie legt mir den histologischen Befund vor, verweist auf den letzten Abschnitt und liest ihn mir vor: „Mamma links: mäßig differenziertes invasives Mammakarzinom, non special type, zentral, G2. B-Klassifikation B5b, der Nachbericht zum Rezeptorstatus folgt. Axilla links: konventionell ohne Tumornachweis. Der Nachbericht folgt nach weiterer Aufarbeitung." Die Erklärung, die sie mir dazu gibt, lautet „Da steht, was ich gesagt habe, bösartig."

Das ist jetzt ganz großes Kino. Offensichtlich denkt diese Frau, dass ich bescheuert bin. Was soll das? So hat noch nie ein Arzt mit mir gesprochen. Sie nimmt mich definitiv nicht ernst, weder als Patientin noch als Mensch.

Ich könnte platzen vor Wut, übergehe aber ihre dämliche Antwort und stelle keine weiteren fachlichen Fragen zum Befund. Ich frage sie lediglich, ob ich eine Befundkopie haben kann, worauf sie mir antwortet „Ich verstehe zwar nicht, wozu Sie die benötigen, aber bitte, es ist ja Ihr Befund und Sie haben ein Anrecht darauf ihn mitzunehmen." Wieder die falsche Antwort. „Genau, es ist mein Befund und ja, ich will ihn gerne mitnehmen."

Übergangslos fordert sie mich auf, mich auszuziehen, um mir Ihren Therapievorschlag zu unterbreiten. Ich stehe, nur noch in Hose und Socken vor ihr und sie beginnt damit, dass die von ihr bevorzugte Vorgehensweise die brusterhaltene Operation mit Rekonstruktion aus dem Fettgewebe des Bauches sei. Im Anschluss an die Operation folgt die Chemotherapie und abschließend eine Strahlentherapie.

Warum ich mich dazu ausziehen musste, erschließt sich mir nicht, bisher hätte man das alles an einem Schreibtisch besprechen können. Ich fühle mich eingeschüchtert und würdelos. Was soll dieses Szenario. Muss sie mir jetzt ihre Macht demonstrieren in dem sie mich so behandelt? Ich weiche instinktiv zurück und meine Schwester unterbricht das Gespräch jetzt sehr heftig.

„Moment bitte. Das ist Ihr Therapievorschlag, gut, den nehmen wir beide hiermit zu Kenntnis. Aber klären wir doch zuerst eine grundsätzliche organisatorische Frage. Ist es möglich, nach dem Sie hier die Erstdiagnostik durchgeführt haben, die Behandlung an einer Klinik im Saarland durchzuführen?" Da spricht meine Schwester, so, kenne ich sie, klare Ansagen, ohne Umschweife.

Frau Doktor entgleisen die Gesichtszüge. „Natürlich kann man so etwas machen, aber wo wollen Sie denn da hin? Wir sind hier ein zertifiziertes Brustzentrum, etwas Vergleichbares gibt es im Saarland sicherlich nicht." Meine Schwester kontert, dass es fünf zertifizierte Brustzentren im Saarland gibt, Frau Chefärztin unterbricht sie aber mitten im Satz und fährt fort „aber sicher nicht nach unseren neuesten Zertifizierungsrichtlinien. Wir behandeln hier ein internationales Patientenklientel!"

Ich sehe meiner Schwester an, dass auch sie nach dieser Antwort genug von dieser Dame gehört hat. Eine weitere Diskussion auf dieser Ebene und in diesem Ton kommt auch für sie nicht länger in Frage.

Im nächsten Moment ist klar, warum ich mich ausziehen musste. Die Ärztin beginnt ohne weitere Nachfrage mit einem schwarzen, wasserfesten Stift meinen Körper zu bemalen, zeichnet das Gebiet am Bauch ein, von dem sie Gewebe entnehmen will und erklärt „Am Tag der Tumorentfernung stellt man in diesem Gebiet gleichzeitig eine Bauchschürze her, die nur noch von oben durchblutet wird und in einer zweiten, späteren OP trennt man diese Bauchschürze dann ab und das Gewebe wird in die dann tumorfreie Brust eingesetzt und diese so rekonstruiert. Die Brustwarze der gesunden Seite wird im Rahmen dieser OP geteilt und auf die rekonstruierte andere Brust aufgesetzt."

Mir wird schlecht und ich gehe wieder einen Schritt zurück. Diese Frau erklärt mir gerade, dass sie drei Operationsfelder eröffnen will, die unter der Chemotherapie abheilen sollen, um dann bestrahlt zu werden. Das kann ich mir beim besten Willen nicht vorstellen. Tatsächlich denke ich, dass diese Frau offensichtlich den Schuss nicht gehört hat.

Sie registriert, dass mir jegliche Farbe aus dem Gesicht fällt und wahrscheinlich um mich zu beruhigen fügt sie an, „Alle meine Patientinnen schwimmen heute wieder, oder reiten oder spielten Golf. Ich zeige ihnen mal die Fotos." Sie drehte sich um und scrollte an ihrem Bildschirm durch eine Latte von Bildern operierter, deformierter Brüste, die sie offensichtlich für einen Vortrag zusammengestellt hat. Jetzt ist mir richtig übel und ich denke nur noch, dass ich hier raus will.

Die anschließende Diskussion, wie man eine solche Therapie auf zwei Krankenhäuser, oder besser gesagt, auf zwei Frauenärzte splitten kann, hätte ich mir schenken können. Sie schlägt vor, die Chemotherapie im Saarland durchzuführen, zur OP wiederzukommen und zur Bestrahlung könne ich ja dann wieder ins Saarland zurückgehen. Man müsse das den Kollegen ja auch nicht von Anfang an so mitteilen.

Damit war das Gespräch definitiv gelaufen. Weder meine Schwester noch ich gehen auf diese Bemerkung ein. Ich schaue mir ihre grausigen Fotos, die sie stolz präsentiert, nicht mehr länger an, sondern drehe mich um und ziehe mich wieder an. Ich beende das Gespräch sehr bestimmt und betont freundlich mit einem einzigen Satz. „Solche weitereichenden Entscheidungen kann ich jetzt nicht ad hoc treffen, darüber muss ich nachdenken. Aber ich werde mir auf jeden Fall eine zweite Meinung einholen."

Jetzt hat auch sie bemerkt, dass das Gespräch zu Ende ist. Die Stimmung ist eisig. Das ist mir aber auch egal. Wir verlassen den Behandlungsraum ziemlich schnell und im Flur fällt mir die Befundkopie wieder ein, die mir außerordentlich wichtig ist. Ich klopfe wieder an die Tür, trete ein und frage danach. „Die Befundkopie habe ich gerade zerrissen, Sie sind ja gegangen.", entgegnet sie mir. „Wie bitte? Habe ich das gerade richtig verstanden?" Mir platzt sprichwörtlich der Kragen und ich blaffe sie wütend an. „Ich möchte jetzt sofort eine Kopie meines Befundes, vorher verlasse ich diesen Raum nicht." „Die Befundkopie können Sie sich bei der Sekretärin im Nebenraum abholen." Mit einem vernichtenden Blick in meine Richtung drehe sie sich um und verlässt mit wehendem Kittel den Raum.

Wir sitzen kurze Zeit später noch immer fassungslos im Auto und mit jedem gefahrenen Kilometer werde ich wütender, bis es aus mir herausbricht. „Diese unverschämte, empathielose Ärztin, hat nur Dollarzeichen in den Augen. Hauptsache eine schöne kosmetische OP, die sie in ihren nächsten Vortrag mit einbauen kann. Nach ihrer Auffassung sind die Saarländer offensichtlich ein hinterwäldlerisches Bauernvolk am westlichen Rand der Republik das nicht das Geringste von medizinischen Versorgungsstandards versteht. Sie denkt wohl, sie ist die einzig Allwissende auf Gottes weiter Flur. Was bildet sie sich ein. Außerdem schwimme ich nicht, ich reite nicht und Golf spiele ich auch nicht."

Ich bin stinksauer, so sauer, wie selten in meinem Leben. Ich fühle mich vollkommen übergangen und außerdem hat sie mich, zu allem Überfluss, in meiner Ehre als Saarländerin gekränkt. Ich frage mich, wie es möglich ist, dass die Chefärztin einer onkologischen Abteilung, eines zertifizierten Brustzentrums so wenig auf ihre Patienten eingeht, sie nicht sieht und hört, sondern gnadenlos ihren eigenen Stifel durchzieht. Ich bin geneigt, ihr zu unterstellen, nur in DRG-Ziffern zu denken.

Sie mag eine gute Ärztin sein, ein Chefarztposten wird einem ja nicht geschenkt, aber in diesem zweiten Gespräch ist sie mir gegenüber eindeutig zu weit gegangen. Hätte ich diese beiden Termine nicht selbst erlebt, ich hätte ein solches Verhalten nicht für möglich gehalten.

Meine Schwester schaut zu mir rüber und grinst übers ganze Gesicht. „Wow. Bin ich froh. Du hast zwar ein Tumor in der Brust aber dein Verstand funktioniert offensichtlich tadellos." Wir beide lachen und schimpfen abwechselnd noch eine Weile und dann treffe ich meine endgültige Entscheidung, ohne auch nur eine zweite Meinung gehört zu haben. Die Top-Klinik mit ihrer superzertifizierten Chefärztin ist nicht die Klinik meiner Wahl. Ich werde mich einem Brustzentrum im Saarland anvertrauen.

Wir waren auf dieses Gespräch zur Therapieplanung sehr gut vorbereitet. Wir verfügen beide über eine medizinisch fundierte Ausbildung und über gut 20 Jahre Berufserfahrung. Wir sind beide in der Lage, Befunde, selbst wenn sie uns nicht geläufig sind, zu verstehen, wenn man sie uns erklärt. Mit onkologischen Erkrankungen ist meine Schwester in der physiotherapeutischen Nachsorge sozusagen täglich konfrontiert. Ich beschäftige mich beruflich ständig mit neuen Diagnoseverfahren, die ich verstehen muss, um sie in der Software abzubilden, die wir in Fachabteilungen von Krankenhäusern in Betrieb nehmen. Aber woher sollte Frau Doktor das auch wissen, sie hat mich ja nicht mal gefragt, was ich beruflich mache. Sie hat uns beide gehörig unterschätzt.

Noch eine Therapieplanung

Drei Tage später treffe ich den Chefarzt der Gynäkologie in der kleinen Klinik, die mir mein Bruder empfohlen hat. Meiner Schwester ist es nicht möglich, den Termin zu begleiten, aber ich habe keine Sorge, das Gespräch alleine zu führen. Ich habe meinen Befund genau recherchiert und bin bestens vorbereitet.

Der Empfang ist wieder sehr freundlich und die Dame teilt mir mit, dass die angeforderten Folgebefunde in der Zwischenzeit eingetroffen sind. Nach einem ersten Gespräch und einer eigehenden Untersuchung ist die Faktenlage klar, um die verschiedenen Möglichkeiten der Therapie zu erörtern und ich werde wieder in das Besprechungszimmer gebeten.

Ich berichte dem Arzt was mir die Chefärztin in der ersten Klinik vorgeschlagen hat und wie der Termin abgelaufen war. Er kommentiert das alles nur mit einem einzigen Satz „Da hat offensichtlich ihr beider Karma nicht übereinander gepasst". Ich antworte ihm mit einem Lächeln im Gesicht, dass er das jetzt sehr freundliche formuliert hat. Er kommentiert das Verhalten seiner Kollegin mit keiner weiteren Silbe, was ich ihm hoch anrechne. Das verstehe ich unter professionellem Verhalten. Ich ziehe für das weitere Gespräch mein Notizbuch aus der Tasche und er ist etwas überrascht, dass ich noch „analog" mit Stift und Papier unterwegs bin. „Das begegnet mir heutzutage eher selten." Diese Anmerkung finde ich sehr sympathisch, er beobachtet mich genau und spricht mich darauf an.

„Der Endbefund hat keine Veränderungen mehr ergeben und ich würde Ihnen vorschlagen, sofort zu operieren. Der Tumor hat doch eine beachtliche Größe erreicht. Und wenn ich ehrlich sein darf, bleibt von ihrer Brust nicht mehr viel übrig, wenn ich den Tumor entfernt habe. Eine brusterhaltende Operation ist wahrscheinlich machbar, aber in jedem Fall schwierig. Unter den gegebenen Umständen würde ich zu einem anderen Vorgehen raten und das Brustgewebe vollständig entfernen und durch ein Implantat ersetzen. Das erspart ihnen im weiteren Verlauf dann auch die Strahlentherapie. Wo kein Brustgewebe mehr vorhanden ist, muss auch nichts mehr bestrahlt werden. Und es sieht nicht so aus, als wäre die Burstkorbwand betroffen. Definitiv sagen kann ich das aber erst nach der Operation."

Er skizzierte mir auf einem Blatt Papier den Ablauf der Operation, zeigt mir ein Silikon-Implantat und erklärt mir die Unterschiede der aktuell am Markt erhältlichen Präparate. Er beantwortet alle meine Zwischenfragen bis ins kleinste Detail und ich entscheide mich noch in dieser ersten Besprechung für die von ihm vorgeschlagene Variante. Sie reduziert das Rezidivrisiko auf der erkrankten Seite gegen Null und erspart mir die Strahlentherapie, die zusätzliche Wochen Verzögerung auf dem Weg zu meinem Schreibtisch bedeuten würden.

„Ob eine Chemotherapie nach der OP angezeigt ist, kann ich Ihnen im Moment noch nicht beantworten. Dazu müssen wir die Tumortypisierung und die Ergebnisse des Prosigna-Assay® des DKFZ in Heidelberg abwarten, mit denen ich eng kooperiere. Wenn dazu das komplette Brustdrüsengewebe eingeschickt werden kann, umso besser, das erhöht die Genauigkeit der Ergebnisse. Das dauert ungefähr vier bis sechs Wochen, was aber wieder sehr gut in den geplanten Ablauf passt. Nach der OP zu entscheiden, ob eine Chemotherapie angeraten ist oder nicht, ist früh genug."

So viel zu dem hinterwäldlerischen Brustzentrum im Saarland, das mit dem DKFZ (Deutschen Krebsforschungszentrum) in Heidelberg eng kooperiert.

Ich frage ihn nach dem Umgang mit komplementärmedizinischen Begleittherapien im Zusammenhang mit seiner schulmedizinischen Behandlung und er empfiehlt mir einen seiner Kollegen, einen ganzheitlichen Onkologen und Gynäkologen, mit dem er seit Jahren erfolgreich zusammenarbeitet. Seine positive Einstellung gegenüber unterstützenden Behandlungsverfahren überrascht und freut mich zu gleich.

Es ist ihm gelungen, mich vollständig abzuholen und mir eine Strategie vorzuschlagen, die mir sinnvoll erscheint und mit der ich einverstanden bin. Dafür danke ich ihm. Er antwortet „Die Patientin muss vollkommen hinter der geplanten Vorgehensweise stehen, sonst funktioniert die gesamt Therapie nicht. Und außerdem war mir nach wenigen Minuten klar, dass Sie über ausreichendes Wissen verfügen, um mit Ihnen ein fachliches Gespräch auf diesem Niveau zu führen. Das ist nicht mit jeder Patientin möglich, aber von seinem betreuenden Arzt kann man doch erwarte, dass er sich darauf einstellt."

Kann man, dachte ich mir. Dass die Realität aber auch gerne mal um Längen hinter den Erwartungen zurückbleibt, habe ich in der Woche zuvor erlebt.

Mit der Entscheidung zur weiteren Vorgehensweise wird die komplette Maschinerie angeworfen, Termine für Knochen-Szintigramm, CT- Abdomen und Thorax, Markierung des Wächterknoten, Termine zur vorstationären Aufnahme und zu allen Aufklärungsgesprächen werden vereinbart. Ich muss Überweisungen besorgen und alle Termine bestätigen. Damit ist die kommende Woche ausgefüllt. Die Untersuchungen folgen dann Schlag auf Schlag.

Lediglich die Oberärztin der Radiologie fällt mir negativ auf. Auch sie schafft es, mich total einzuschüchtern. Sie spult vollkommen empathielos ihr Programm ab. Wieder erhalte ich, nur mit

Hose und Socken bekleidet, eine Kurzaufklärung in einem vollkommen unangemessenen Ton. Und zum guten Schluss lässt sie mir noch ihr Klemmbrett auf den Fuß fallen. Sie verunsichert mich dermaßen, dass ich trotz meiner medizinischen Kenntnisse davon ausgehe, dass ich diese CT-Untersuchung nicht überlebe. Gedanklich sehe ich bereits den anaphylaktischen Schock auf mich zukommen. Nur der freundlichen MTA ist es zu verdanken, dass ich die Untersuchung durchführen lassen.

Langsam aber sicher komme ich auch mental im Saarland an. Die dienstlichen Telefonate beschränke ich auf ein Minimum. Ich informiere meinen Personalchef über die nächsten Schritte und bitte ihn, meinem Chef alles zu berichten.

Ich fühle mich wohl im Kreis meiner Familie und ich lasse mich fast jeden Tag bei meinen besten Freunden blicken, einem Pärchen, das ich kenne, seit ich zwanzig war. Die Freundschaft zu ihnen zeigt sich in diesen Tagen einmal mehr als die wertvollste Beziehung außerhalb meiner Familie. Meine Diagnose hat sie natürlich getroffen, aber wir haben das Thema nicht in epischer Breite diskutiert, wozu auch. Auch sie bieten mir ihre Hilfe an und ich bin sehr froh, ein so gut funktionierendes soziales Netz um mich herum zu haben.

Ich habe mit meiner Reiki-Meisterin telefoniert und ihr erzählt, was los ist. Sie ist sehr erfahren im Umgang mit solchen Nachrichten und reagiert sehr sachlich. Ich spreche die Bitte aus, die Reiki-Notfallkette für mich zu aktivieren und sie ist sofort damit einverstanden. Sie fragt nach dem OP-Termin und verspricht mir, noch heute die Information an alle Mitglieder der Notfallkette weiterzugeben. Sie spricht mir Mut zu und ist auch der Meinung, dass meine Entscheidung, die Therapie mit der Begleitung meiner Familie in der Klinik im Saarland durchzuführen, die Richtige ist.

Unser Kontakt ist über die vielen Jahren nie abgerissen und die Vertrautheit zu ihr empfinde ich wie Balsam auf meiner Seele. Aus unserer Meister-Schüler-Beziehung hat sich im Laufe der Jahre eine Freundschaft entwickelt, die auf den Grundfesten von Reiki aufgebaut ist.

Sie lebt Reiki in einer vollkommen unaufgeregten und pragmatischen Weise, die mich nachhaltig geprägt hat. Da ist kein esoterisches Getue, keine Geheimniskrämerei oder irgendein anderer Firlefanz. Reiki ist für sie und auch für mich ein unerschöpfliches Reservoir an Energie, das man anzapfen und sich zu Nutze machen kann, wenn man weiß wie. Dass sie für ihre Reiki-Schüler, lange bevor ich sie kennengelernt habe, eine Notfallkette ins Leben gerufen hat, weiß ich in diesem Moment mehr denn je zu schätzen.

Ich gehöre dieser Solidargemeinschaft seit meiner Reiki-Ausbildung bei ihr an und es hat mich immer mit Freude erfüllt, die zum Teil erstaunlichen Effekte von Fern-Reiki mitzuerleben. Ich habe nie auch nur die Möglichkeit in Betracht gezogen, dass ich mich selbst einmal in einer Situation wiederfinde, in der ich um die Unterstützung durch die Notfallkette bitte. Heute bin ich glücklich, dieser Gemeinschaft anzugehören und ich vertraue auf ihre Hilfe.

An diesem Abend schlafe ich endlich wieder ruhig ein. Da ist kein Kopfkino, keine Unruhe, keine Angst. Sie hat es geschafft, mir mein Vertrauen zurückzugeben, dass alles für mich zum Besten wird, dass alles für mich zum Besten ist, auch wenn ich es im Moment nicht verstehe. Ich lasse zum ersten Mal seit sehr langer Zeit los und lasse geschehen.

In den Tagen vor der Operation finde ich dann tatsächlich zu meiner inneren Ruhe zurück. Ich sitze auf dem Balkon und es gibt nichts mehr zu tun. Meine Gedanken ziehen ruhig ihre Bahn, während ich über die Nachbargärten in die Hügel schaue. Das Leben ist wirklich sehr gnädig zu mir gewesen und ist es immer noch. Ich bin erfüllt von tiefer Dankbarkeit für meine Familie und meine Freunde. Noch vor ein paar Wochen hätte ich mir nicht vorstellen können, wieder im Saarland zu leben. Jetzt freue ich mich, dass ich so gut aufgehoben bin. Ich vertraue meinem Arzt und bin voller Mut und Zuversicht, dass ich den Weg meistere, der vor mir liegt. Ich weiß, dass auch schreckliche Tage kommen werden, aber ich werde Unterstützung haben und dieser Gedanke beruhigt mich immer wieder.

Weg damit

Am Tag vor der Operation bin ich in einer Praxis für Nuklearmedizin in der Nähe der Klinik verabredet. In den Tumor wird eine geringe Menge radioaktives Material appliziert, damit am darauffolgenden Tag während der OP der Wächterknoten mit einem kleinen Geigerzähler schnell gefunden wird. Die Prozedur ist vollkommen schmerzlos. Die MTA, die mich während der Untersuchung betreut, erzählt mir, dass auch sie vor ein paar Jahren an Brustkrebs erkrankt war. Es überrascht mich immer wieder, wie viele Brustkrebs-Patientinnen ich plötzlich treffe. Sie berichtet, dass pro Woche etwa drei neue Patientinnen in der Praxis vorstellig werden. Mit mehr als 70.000 Fällen pro Jahr in Deutschland handelt es sich um die häufigste Tumorerkrankung der Frau. Das war mir bis zu meiner eigenen Erkrankung nicht klar.

Wie einige der anderen Betroffenen, erzählt auch sie von der Niedergeschlagenheit, die sich immer wieder einstellt, von der Angst vor den Nachsorgeuntersuchungen, bei denen vielleicht doch ein Rezidiv festgestellt werden könnte. Sie erzählt von depressiven Verstimmungen, die über Tage anhalten und die das Leben manchmal sehr schwierig machen. Ich kann mir das überhaupt nicht vorstellen. Wirkt sich die Erkrankung und die Therapie so massiv auf die Psyche aus? Ob ich auch so reagiere? Ich bin mir sicher, dass ich davon verschont bleibe.

Nach dieser letzten Voruntersuchung gehe ich zur stationären Aufnahme in die Klinik. Meine Schwester begleitet mich und bleibt eine Weile bei mir. Ich bin fürchterlich schlecht gelaunt und habe wirklich an allem etwas auszusetzen. Ihre Versuche, mich abzulenken scheitern und sie zieht es dann vor, ein paar Besorgungen zu machen.

Die Zeit alleine tut mir dann erstaunlich gut. Das Krankenzimmer ist so wie alle Krankenzimmer funktional und eher spartanisch eingerichtet. Durch das riesige Fenster ist es aber hell und freundlich und ich kann meinen Blick über den kleinen Park hinweg in die typisch saarländische Hügellandschaft schweifen lasse, die ich so sehr liebe.

Meine Nervosität legt sich. Es ist sinnlos, mich aufzuregen. Es gibt kein Zurück. Alles ist gut. Ich bin die erste, die am nächsten Morgen auf dem OP-Plan steht und das kommt mir sehr entgegen.

Meine Schwester schaut nochmal rein, bevor sie dann endgültig nach Hause fährt und schenkt mir einen kleinen Porzellanengel, der ihr über den Weg gelaufen ist, wie sie sagt. Ich freue mich sehr über diese schöne Geste und räume ihm einen Platz in der ersten Reihe auf meinem Krankenhausnachttisch der neuesten Generation ein. Wirklich praktisch sind die Dinger immer noch nicht geworden, aber ich bin ja nicht in einem Vier-Sterne-Hotel zu Gast.

Die Nacht ist äußerst bescheiden. Als ich um sechs Uhr geweckt werden, bin ich froh, dass sie vorbei ist. Kurze Zeit später bringt eine der Schwestern das hellblaue OP-Hemdchen und die berühmten „Scheiß-egal-Tropfen". Mir ist zum Heulen, aber das kommt gar nicht infrage. Ich will nicht heulen. Ich lege mir die Hände auf und die Wundertropfen erfüllen ihren Zweck. Ich beruhige mich und werde zuerst in die Schleuse und dann in den OP gebracht.

Alle Personen, die mit mir zu tun haben arbeiten routiniert und geben mir ein gutes Gefühl. In Gedanken habe ich die Operation bereits überstanden und mir fällt ein, dass ich wohl eine ganze Weile kein T-Shirt alleine an- und ausziehen werde, dass ich Hilfe bei der täglichen Körperpflege brauchen werde. Alltägliche Dinge, denen man keine besondere Beachtung schenkt, bekommen in diesen Minuten eine ganz neue Bedeutung für mich. Daran habe ich bisher keinen einzigen Gedanken verschwendet. Meine größte Sorge galt bisher immer der Chemotherapie. Die Operation war bis zu diesem Zeitpunkt für mich ein Routineeingriff. Dass dem nicht so ist, wird mir in der Schleuse zum OP klar und dass dabei eine Menge schief gehen kann auch. Aber darüber muss ich jetzt wirklich nicht mehr nachdenken.

Ich werde sehen, was in den nächsten Tagen möglich ist und was nicht und dann ist Zeit genug, um mir Maßnahmen und Strategien zu überlegen, um wiederherzustellen, was nicht mehr funktioniert. Wobei von Herstellen keine Rede sein kann. Ich werde nach der OP nicht mehr so aussehen wie vorher. Mein unversehrter Körper ist dann Geschichte.

Die Operation verläuft ohne Komplikationen und mein Arzt ist sehr zufrieden. „Wir konnten das Brustgewebe vollständig entfernen. Der Wächterknoten war nach der ersten Kontrolle frei von Tumorzellen, somit haben wir keine weiteren Lymphknoten entfernt. Das Gewicht des Implantats entspricht fast auf das Gramm genau dem des entfernten Gewebes. So passend ist es selten." Ich darf zurück auf mein Zimmer und schlafe den Schlaf des Gerechten.

Die nächsten Tage vergehen erstaunlich schnell, ich fühle mich gut und habe kaum Schmerzen. Ein Hoch auf alle Entdecker der Schmerzmittel. Unter der OP mussten wichtige Versorgungsnerven des linken Armes durchtrennt und wieder genäht werden, was dazu führt, dass die Innenseite des Armes von der Achsel bis zum Ellbogen taub ist. Ich vermute das gleiche am Brustkorb, was ich aber durch den großen Verband noch gar nicht abschätzen kann. Den Arm kann ich etwa in einem Winkel von 45 Grad anheben und die Hand und alle Finger sind normal beweglich. Um ehrlich zu sein, habe ich gravierendere Einschränkungen befürchtet.

Meine Schwester sorgt ab dem Tag nach der OP mit ihrer liebenswerten aber unnachgiebigen Art dafür, dass ich aufstehe. Wir schleichen anfänglich im Flur hin und her und ich trage brav meinen ständigen Begleiter, den Stoffbeutel mit der Drainageflasche durch die Gegend. Am dritten Tag unternehmen wir, bei wunderbarem Frühlingswetter, den ersten Spaziergang im Park. Ich habe gar keine andere Wahl und das ist gut so.

Die allgemeine Grundstimmung auf der Station überrascht mich sehr. Der Umgang des Pflegepersonals untereinander ist ausgesprochen freundlich und respektvoll. Sie sind sehr aufmerksam uns Patientinnen gegenüber und erleichtern uns immer wieder mit kleinen Aufmerksamkeiten unseren Aufenthalt. Sie verwöhnen uns beispielsweise am Abend mit kleinen Aromatüchern, die nach Orange oder Lavendel duften, um uns das Einschlafen zu erleichtern.

Jede von uns erhält nach der OP ein handliches, herzförmiges Kissen als Geschenk, das sich als außerordentlich nützlich und hilfreich erweist. Durch seine praktische Form kann es bequem unter die Achsel geschoben werden und polstert den Arm und den Brustkorb bei allen erdenklichen Bewegungen wunderbar ab. Da hatte mal jemand eine wirklich großartige Idee, Kompliment. Die Kissen werden von der Brustkrebs-Initiative, die der Klinik angeschlossen ist, bei regelmäßigen Treffen in Handarbeit hergestellt. Ich beschließe, vielleicht schon im Herbst auch ein paar Kissen beizusteuern. Ich muss der Selbsthilfegruppe ja nicht gleich beitreten, ich bin ja eher weniger der Gruppentyp.

Der Tumor und der Wächterknoten sind also erfolgreich entfernt, die besten Voraussetzungen für meinen weiteren Weg. Mir gehen aber die Geschichten anderer Patientinnen nicht aus dem Kopf, die sich um Angstattacken und depressive Schübe drehen. Wird man wirklich überrannt von unkontrollierbaren Gefühlen? Was sind die Ursachen? Ist es wirklich so schwierig, sich damit abzufinden, dass der Körper nicht mehr unversehrt ist?

Meine Lebenssituation ist im Vergleich zu meinen Mitpatientinnen total unkompliziert. Ich habe keine Kinder, um die ich mich während der weiteren Therapie kümmern muss und es gibt keinen Mann an meiner Seite, der mich als Frau mit und nach der Erkrankung anders wahrnimmt als vorher. Vielleicht bin ich auch einfach zu naiv, um mir vorzustellen, was eine Tumorerkrankung alles auslöst. Vielleicht liegt es aber auch an meiner positiven Einstellung zur gesamten Therapie. Vielleicht bin ich aber auch durch die Schmerzmittel noch zu benebelt, um klar denken zu können. Mein Entschluss diese Erkrankung zu meistern und an meinen Schreibtisch zurückzukehren steht nach wie vor für mich fest.

Gleich beim ersten Verbandswechsel bin ich neugierig und darf mir genau anschauen, wie und wo äußerlich geschnitten und genäht wurde. Die Narben und Schwellungen nehme ich zur Kenntnis und ich stelle zu meiner Zufriedenheit fest, dass mit Nadel und Faden genäht und nicht geklammert wurde. Die Narbe wird zu einer Linie verblassen. Ob ich mich daran gewöhne, auf der operierten Seite keine Brustwarze mehr zu haben, kann ich im Moment nicht sagen. Sieht schon merkwürdig aus. Aber die Hauptsache ist, dass der Tumor vollständig entfernt ist. Manchmal muss man eben ganz neue Prioritäten setzen. Der anfänglich große Verband wird nach ein paar Tagen durch ein flächendeckendes Pflaster ersetzt, das dann gleich viel freundlicher aussieht.

Während des Klinikaufenthaltes besucht mich die Mitarbeiterin des Medizinischen Dienstes, die den Antrag für die Anschlussheilbehandlung für mich stellt und die sich um die Beantragung des Schwerbehindertenausweises kümmert. Schwerbehindert bin ich jetzt also auch, automatisch. Mit Brustkrebs erhält man einen Grad der Behinderung, GdB, von 50, der auf fünf Jahre befristet ist, den sogenannten Zeitraum der Heilungsbewährung. Danach erfolgt eine erneute Begutachtung, in der ein Mediziner feststellt, ob weiterhin ein GdB beansprucht werden kann, möglicherweise auch ein geringerer oder ob man wieder als gesund gilt.

Die leitende Stationsschwester vereinbart außerdem einen Termin mit einer Dame aus einem Sanitätshaus, die mir einen speziellen Kompressions-BH mit einem Spezialgürtel anpasst, den ich über 8 Wochen tragen muss. Mit dem BH wird verhindert, dass das Implantat zur Seite wegrutscht, bis alle Operationsnähte verheilt sind. Der Spezialgürtel diente dazu, dass unter dem Brustmuskel liegende Implantat nach unten in seine endgültige Position zu schieben. Direkt nach der OP liegt es etwa zwei Finger breit unter dem Schlüsselbein und da soll der neue Gummibusen natürlich nicht bleiben.

Das Entfernen der Drainage ist für mich dann noch einmal eine echte Hürde, die ich überspringen muss. Alle versichern mir, dass diese Prozedur vollkommen schmerzfrei abläuft aber die Vorstellung, dass ein dünner Schlauch, wo auch immer er bei der Operation hingelegt wurde, herausgezogen wird, ruft doch ein sehr großes Unbehagen in mir hervor.

Eine der sympathischsten Schwestern nimmt sich dann dieser Aufgabe an. Ich liege auf der Behandlungsliege und sie entfernt mit allergrößter Sorgfalt das Pflaster. „Sie haben Angst, stimmt's?" „Zugegeben, ja." „Das ist nur der psychologische Effekt. Sich vorzustellen, dass ich jetzt gleich an diesem Schlauch ziehe, an dem dieses Gefäß hängt, ist schrecklich, das gebe ich gerne zu. Aber haben Sie denn jetzt etwas davon gespürt?" „Wie meinen Sie das?" frage ich skeptisch. „Ist es etwa schon vorbei?" Sie lacht und sagt „Ja, vorbei, ich pflastere Sie jetzt wieder zu und Sie dürfen vollkommen entspannt auf ihr Zimmer zurück." Ich kann es kaum fassen. Sie hat mich mit ihrer kleinen Plauderei so abgelenkt, dass ich das Entfernen der Drainage nicht mitbekommen habe. Und wieder einmal bin ich ausgesprochen froh, dass sich so angenehme Menschen um mich kümmern. Ich könnte sie umarmen, aber sie sitzt bereits über ihrem Dokumentationsbogen. Ich ziehe mich an und verlasse heilfroh und tiefenentspannt das Behandlungszimmer.

Am nächsten Tag darf ich nach Hause und erhole mich erstaunlich schnell von der Operation. Natürlich folgt mein Körper seinen eigenen Gesetzen und die Schonhaltung, die er automatisch einnimmt, macht mir echt zu schaffen. Ich bin total verspannt und habe ziemlich heftigen Muskelkater. Aber die Physiotherapie ist in Reichweite, nur noch ein paar Tage. In der Zwischenzeit lerne ich von meiner Schwester ein paar Tricks, die mir das Leben erleichtern.

„Zieh das T-Shirt immer zuerst über den kranken Arm nach oben, dann über den Kopf und der Rest geht dann fast von allein. Und beim Ausziehen umgekehrt, ganz einfach." Andere gewohnte Bewegungen mit der linken Hand, lasse ich nach einem ersten, unbewussten und schmerzhaften Versuch bleiben und drehe mich stattdessen zur Seite um dann mit rechts zuzugreifen. Wozu ich meine linke Hand im Alltag benutze, ohne es zu merken, erstaunt mich dann doch.

Ich befolge den Rat meines Arztes und lenkte mich mit Dingen ab, die mir Freude bereiten. Ich lese freundliche Bücher und verbringe viel Zeit mit meiner Schwester und ihrem Mann. Echtes Familienleben bin ich ja nicht gewohnt und ich gebe zu, ich genieße es sehr, betüdelt zu werden.

Noch in der ersten Woche, in der ich wieder zu Hause bin, nehme ich meine Runden durch den Wald wieder auf. Früher habe ich leidenschaftlich gejoggt, verlegte mich aber schon vor ein paar Jahre auf Nordic Walking. Gehen kann ich auch mit lädiertem Oberkörper. Meinen Füßen fehlt ja nichts.

Ich beginne vorsichtig mit kleinen Runden, um meinen Kreislauf wieder auf Vordermann zu bringen und bin bald wieder auf meiner gewohnten 10 km Strecke unterwegs. Die Runden im Wald tun mir ausgesprochen gut, manchmal vergesse ich sogar, dass ich mich in der Erholungsphase nach einer großen OP befinde. Mein Bruder legt mir ans Herz, diese Gewohnheit auch während der Chemotherapie unbedingt beizubehalten. Stetiges Ausdauertraining sei ein entscheidender Faktor, um gut durch die Therapie zu kommen.

Die Nachsorgeuntersuchung zur OP bringt keine Überraschung, der Heilungsprozess verläuft sehr zufriedenstellend. Es gibt aber noch weitere Nachrichten und mein Arzt bittet mich wieder in sein Büro, um Einzelheiten zu besprechen.

„Die Ergebnisse der pathologischen Begutachtung des kompletten Brustgewebes und des Wächterknotens durch das DKFZ liegen vor. Die gute Nachricht ist, dass alles an Tumorgewebe entfernt werden konnte und dass der Wächterknoten ohne Befund ist. Die Prosigna®-Risikoklassifikation hat allerdings einen Score von 70 ergeben. Damit liegen Sie in der Gruppe der Patientinnen mit hohem Risiko, in den nächsten 10 Jahren mit einer Wahrscheinlichkeit von über 20% Fernmetastasen zu entwickeln."

Das sind die weniger gute Nachricht, die er für mich hat. Er erklärt mir anhand der grafischen Befunddarstellung detailliert, wie sich dieses Ergebnis zusammensetzt. „Bei einem Rückfallrisiko von etwa 5% diskutiere ich mit den Patientinnen, ob der Nutzen einer Chemotherapie die Nebenwirkungen überwiegt. Bei einem Risiko von 20% empfehle ich aber eine Chemotherapie." Kein Wenn und kein Aber. Auf diese Mitteilung bin ich nicht vorbereitet, ich habe mit den Ergebnissen erste in zwei Wochen gerechnet. Jetzt trifft mich dann doch unerwartet ein heftiger Gong.

„In welchem Zeitraum entscheiden denn andere Patientinnen, sich dieser Prozedur zu unterziehen. Gibt es eine Grenze, bis zu der ich diese Entscheidung treffen sollte?" „Manche Frauen entscheiden spontan, andere brauchen eine längere Bedenkzeit, die von mehreren Tagen bis hin zu ein paar Wochen reicht. Es gibt keine weiteren medizinischen Fakten, die man noch zusätzlich in die Waagschale werfen könnte. Die Sachlage ist eindeutig. Ich kann Ihnen lediglich meine Empfehlung aussprechen. Die Entscheidung, ob Sie einer Chemotherapie zustimmen oder nicht, treffen aber nur Sie alleine."

Ich betrachte mir noch einmal die Grafiken und gehe seine Erklärungen in Gedanken durch. Ich muss diese Ergebnisse nicht mit meinen Geschwistern diskutieren, ich kenne ihre Antwort. Und dass ich mich weiterhin auf ihre Unterstützung verlassen kann, weiß ich auch. Niemand von uns rechnet ernsthaft damit, dass mir die Chemotherapie erspart bleibt. „Also gut, dann entscheide ich sofort. Ich mache die Chemotherapie."

Damit ist der weitere Therapieverlauf geklärt und ich erhalte noch an diesem Tag die Termine zur Vorbereitung der Chemotherapie. Ein weiterer Untersuchungs- und Besprechungsmarathon steht damit an.

Ich muss zu einem Kardiologen zur Herzechografie, um einen Anfangsstatus zu ermitteln, ich habe eine Verabredung mit der leitenden Stationsschwester, die mir die Details der Chemotherapie erklären wird und ich habe einen Termin beim Gefäßchirurgen, da mir ein Portsystem implantiert werden soll, um die Zytostatika einfacher verabreichen zu können. Ich brauche wieder diverse Überweisungen, ich muss mir einen Hausarzt in der Nähe suchen, der mich während der Chemotherapie begleitet und ich soll dort zeitnah meinen Vitamin D Spiegel bestimmen lassen, der nicht unterhalb einer bestimmten Grenze liegen soll, bevor ich die Chemotherapie beginne.

Auf meine Frage nach komplementärmedizinischer Begleittherapie empfiehlt er mir ein weiteres Gespräch mit seinem Kollegen, dem ganzheitlichen Onkologen und Frauenarzt, den ich bereits vor der OP kennengelernt habe. Ich soll mir aber darüber im Klaren sein, dass die Kosten der komplementärmedizinischen Behandlung nicht von den Krankenkassen übernommen werden. Das schreckt mich aber nicht ab und er ermöglicht mir einen kurzfristigen Termin noch in der gleichen Woche.

Das Gespräch bei diesem Kollegen, der seine Patientinnen ganzheitlich durch die Therapie begleitet, ist sehr aufschlussreich. Ich erhalte umfangreiche Informationen zu Nahrungsergänzungsmitteln, die die Nebenwirkungen der geplanten Chemotherapie abmildern sollen. Er fragte nach meinen bisherigen sportlichen Aktivitäten und auch er gibt mir den Rat, Nordic Walking unbedingt auch während der Therapie beizubehalten. Ich verlasse die Praxis mit einer Liste von Präparaten, über die ich mich genauer informiere. Ich entscheide mich für Selen, die Superoxyd Dismutase, für Wobenzym® und Vitamin C hochdosiert.

Als nächstes kommt das Gespräch mit dem Gefäßchirurgen, der den Port einsetzen soll. Die Atmosphäre ist ausgesprochen locker und ungezwungen. Er erklärt mir den Eingriff und ich muss diverse Papiere unterschreiben und fast beiläufig erwähnt er die Risiken der geplanten OP. „Die einzige wirklich ernstzunehmende Komplikation ist ein Pneumothorax, der entsteht, wenn beim Einsetzen des Portsystems die Lunge verletzt wird. Aber das kommt so gut wie nicht vor. Ansonsten handelt es sich um einen Routineeingriff, der ambulant durchgeführt wird. Sie werde morgens um 7:00 Uhr aufgenommen, nach der Operation werden Sie bis zum späten Nachmittag auf der Station überwacht und gegen Abend dürfen Sie wieder nach Hause." Das hört sich alles sehr vertrauenerweckend und nicht schwierig an. Nach der großen OP, die gut gelaufen ist, schaffe ich das bestimmt mit links.

Dann geht es zum Kardiologen. Was ich dort erlebe, hätte ich so nie vermutet. Die Praxis hat den Charme der späten 80er Jahre, es dominieren weiß und dunkelblau, Stahlrohrahmen und Birkenholzoptik. Alles sehr sachlich, funktional und blitzeblank. Ich sitze eine gute Stunde in einem vollkommen überfüllten Wartezimmer, bei greller Neonbeleuchtung, in dem es zugeht, wie in einem Taubenschlag. Ich kann es kaum fassen. Das Personal ist unfreundlich und die Patienten werden wie am Fließband durch die Praxis geschleust. Vom Wartezimmer aus geht es in ein kleines Labyrinth von engen Fluren mit vielen blauen Türen und dort warte ich mit vielen anderen Patienten fast eine weitere Stunde, zur Abwechselung im Stehen.

Die Untersuchung selbst ist in wenigen Minuten abgehandelt. Ich liege in einem abgedunkelten, höchstens sechs Quadratmeter großen Räumchen, wieder nur in Hose und Socken, auf einer Behandlungsliege und die Assistentin bereitet am Computer die Dokumentation für meine Akte vor. Der Arzt rauscht herein, fragt mich nach meinem Namen, greift sich den Schallkopf und trägt das eiskalte Gel auf. In meiner Klinik wird das Gel vorgewärmt, offensichtlich der pure Luxus, aber ich bin ja hier nicht auf Wellnesstour.

Er schallt routiniert und diktiert seiner Mitarbeiterin für mich unverständliche Zahlen- und Buchstabenkombinationen. Dann steht er auf und rauscht genauso davon, wie er gekommen ist. Ich bin verwirrt und frage die Assistentin, wie es jetzt weitergeht. Sie reicht mir Papierhandtücher zum Abtrocknen und sagt, „Gehen Sie bitte wieder ins Wartezimmer, Sie werden dann aufgerufen." Und schon ist auch sie durch die Tür. Ganz großes Kino denke ich und mache mich auf den Weg zurück in den Taubenschlag.

Das sich anschließende Arztgespräch, nach einer weiteren knappen Stunde Wartezeit, nehme ich nicht wirklich als Gespräch wahr. Immerhin bietet er mir einen Stuhl an. „Statusabklärung vor Chemotherapie, gut, das sieht alles sehr gut aus. Ihr kardiologischer Status ist vollkommen normal, Sie können mit der Chemotherapie beginnen. Kommen Sie bitte zu den Kontrolluntersuchungen, die ihr betreuender Arzt vorgeschlagen wird. Haben Sie noch Fragen?" „Nein, danke." Er verabschiedet sich von mir und ist durch die Tür. Und ich bin um eine Erfahrung reicher.

Dieses Schauspiel hinterlässt bei mir den Eindruck, dass in einer effizient durchorganisierten kardiologischen Gemeinschaftspraxis heutzutage offensichtlich Geld gedruckt wird. Der Patient ist reduziert auf den Körper, der diagnostiziert wird. Der Mensch dahinter existiert nicht mehr. Ich schüttele innerlich nur noch den Kopf, als ich das Gebäude verlasse und schaue kurz auf die Uhr. Dreieinhalb Stunden Wartezeit, eine Fünf-Minuten-Untersuchung und ein Zwei-Minuten-Gespräch. Fehlt nur noch ein Strafzettel für die überzogene Parkuhr. Und ich sehe ihn schon von weitem an meiner Windschutzscheibe hängen.

Der Port

In der Nacht vor der Port-OP schlafe ich so gut wie gar nicht. Ich kann nicht sagen, warum mich dieser Eingriff so nervös macht. Ich habe kein gutes Gefühl und bin vollkommen gerädert, als ich um 7 Uhr im Krankenhaus eintreffe. Im Wartezimmer ist es eiskalt und ich möchte am liebsten davonlaufen. Meine Angst vor diesem Routineeingriff wird immer größer und es gelingt mir nicht, mich zu beruhigen. In der Schleuse zum OP lasse ich dann meinen Tränen freien Lauf, ich kann nicht mehr.

Der Narkosearzt bemerkt, dass ich vollkommen aufgelöst bin und versucht mich wieder etwas aufzumuntern. „Wir machen das jetzt wie im Fernsehen, zählen Sie bitte rückwärts von 10 ab und wenn sie fertig sind, sind Sie auch schon wieder wach." Eineinhalb Stunden später bin ich dann mit zwei anderen Patientinnen in einem Krankenzimmer. Die Narkose stecke ich bei dieser OP nicht so einfach weg. Mir ist übel und ich habe schreckliche Kopfschmerzen aber Kaffee und ein Brötchen bessern meine Lage etwas. Ich döse immer wieder weg und bin sehr erleichtert, als mich meine Schwester am Nachmittag nach Hause bringt.

Die darauffolgende Nacht ist dann noch bescheidener, kein Wunder mit zwei Wunden, rechts und links am Brustkorb. Ich nicke immer nur ein paar Minuten weg und lege mir immer wieder die Hände auf, um mich mit Reiki zu versorgen. Aber ich habe das Gefühl, die Energie verschwindet in einem großen schwarzen Loch in meinem Brustkorb. Offensichtlich bin ich vollkommen ausgepowert. Zwei Operationen in so kurzer Folge sind doch nicht so einfach, wie ich dachte. Ich bin eben keine 35 mehr.

Die kurze Nachkontrolle am nächsten Tag zeigt, dass soweit alles in Ordnung ist, kein Fieber, keine Entzündungszeichen. Ich soll in zehn Tage wiederkommen, um die Fäden zu entfernen. Ich denke nur, dass dieser Part damit auch erledigt ist und hoffe darauf, in der Nacht besser zu schlafen. Auch von dieser OP werde ich mich wieder erholen. Spule ich also weiter mein Programm ab. Am Folgetag steht das Vorgespräch zur Chemotherapie auf dem Plan, zu dem mich meine Schwester begleitet.

Das Vorgespräch zur Chemotherapie

Ich wache mit Schmerzen an der Hals- und Brustwirbelsäule auf und denke mir, dass sich bestimmt ein Wirbel verschoben hat, was ich auf das permanente Liegen in Schonhaltung schiebe und mache mir darüber keine weiteren Gedanken. Meine ganze Aufmerksamkeit liegt bei dem Vorbereitungsgespräch zur Chemotherapie.

Die leitende Stationsschwester informiert mich in diesem zweistündigen Gespräch umfassend über alles, was mit der Chemotherapie zu tun hat und ich mache mir viele Notizen, um mir das zu Hause nochmal in Ruhe durchzulesen. Merken kann ich mir die vielen Details unmöglich.

Geplant ist eine sogenannte adjuvante Standard-Chemotherapie mit insgesamt 8 Infusionen. „Sie ist eine prophylaktische Maßnahme und dient der Erfolgssicherung nach der Operation. Mit der Chemotherapie wird versucht, irgendwo im Körper versteckte Krebszellen abzutöten, damit sich daraus später kein Rezidiv entwickelt oder sich Metastase bilden." Soweit die Theorie. Wie eine

Chemotherapie im Einzelnen funktioniert, erklärt sie mir dann Schritt für Schritt.

Zuerst werden vier Infusionen Epirubicin und Cyclophosphamid, die sogenannte EC-Kombination, im Abstand von drei Wochen gegeben und danach vier Infusionen Docetaxel, weiterhin im Abstand von drei Wochen. Die Nebenwirkungen der beiden Zytostatika sind vollkommen unterschiedlich.

Bei der EC-Behandlung dominiert die Übelkeit, in der Regel verliert man die Haare im ersten oder weiten Zyklus und diese Medikamente greifen gerne den Herzmuskel an, was man mit einer weiteren Herzechografie kontrolliert.

Durch die Taxane, die aus der Eibe gewonnen werden, ist das Risiko von Gelenk- und Muskelschmerzen hoch. Außerdem können Nervenschädigungen auftreten, die sich im Verlauf als Polyneuropathie manifestieren können.

Beide Medikamentengruppen führen zu einer Immunschwäche, was bedeutet, dass es zum Absinken der Anzahl der weißen Blutkörperchen, der Leukozyten kommt, dem man aber durch die Gabe eines Wachstumsfaktors am Tag nach der Chemotherapie gegensteuert. Kurz vor jeder weiteren Therapiesitzung muss das Blutbild kontrolliert werden und bei zu niedrigen Leukozyten-Werten wird die Therapie verschoben.

Mir wird eine Vielzahl von weiteren Medikamenten genannt, die ich direkt vor und nach der Chemotherapie einnehmen muss, um die Nebenwirkungen weitestgehend zu reduzieren. Dazu erhalte ich einen genauen Medikationsplan und die entsprechenden Rezepte.

Sie spricht noch über allgemeine Verhaltensregeln, dass ich beispielsweise Alkohol meiden und mich nicht der direkten Sonne aussetzen soll, dass ich wegen der Infektionsgefahr nicht in die

Sauna gehen darf und dass ich viel Flüssigkeit, vor allen nach der Therapiesitzung zu mir nehmen soll.

Neben vielen anderen Dingen werde ich auch gefragt, ob ich eine Perücke tragen möchte, wenn die Haare ausfallen. Die Kosten übernimmt die Krankenkasse. Das verneine ich spontan. Ich trage seit Jahrzehnten meine mittlerweile grauen Haare sehr kurz und ich kann mir absolut nicht vorstellen, während der Sommermonate einen Deckel aufzusetzen. Nein, keine Perücke, eine Mütze ja, auch keine Kopftücher.

Es kommt für mich nicht in Frage, meine Erkrankung zu verstecken oder zu verheimlichen. Ich gehe fest davon aus, dass mir die Haare ausfallen und wenn das jemand nicht sehen möchte, muss er eben wegschauen. Mir wird eine Mütze für die Nacht empfohlen und auch diesen Rat nehme ich gerne mit.

Alles in allem verläuft das Gespräch in einer sehr angenehmen Atmosphäre und es gelingt der Stationsleitung, mir alle meine Fragen zu beantworten und mir dadurch einen Großteil meiner Angst zu nehmen. Ich bin sehr mutig an diesem Abend und zweifele nicht daran, dass ich das alles schaffe. Das wird sicher kein Spaziergang aber ich will nicht jetzt schon über Nebenwirkungen nachdenken.

Pneumothorax

Am nächsten Tag besucht mich überraschenderweise mein Bruder und ich erzählte ihm beiläufig von den Schmerzen an der Wirbelsäule. Er wird sofort hellhörig und fragt, ob ich kurzatmig bin oder Schmerzen beim Atmen habe aber beides ist nicht der Fall. Trotzdem klopft er sorgfältig meine Lunge ab und äußerte den Verdacht auf einen Pneumothorax.

Ich erfasse die Tragweite gar nicht sofort und schaue ihn wohl etwas ungläubig an. Daraufhin wird er bestimmend und sagt, dass ich sofort in die Klinik muss. „Kann ich selbst fahren?" „Besser nicht und pack dir bitte eine Tasche mit dem Nötigsten, wenn sich das bestätigt, bleibst du ein paar Tage."

Mir entgleist das Gesicht, nicht schon wieder in die Klinik, nicht auf die Chirurgische Station. „Gibt es eine Chance, dass sich der Verdacht nicht bestätigt?" „Eine Chance gibt es immer." So kenne ich meinen Bruder und ich ahne, dass er Recht hat mit seinem Verdacht.

Meine Schwester spricht kurz mit ihrem Mann, wirft alle Pläne für den Abend über den Haufen und bringt mich ein weiteres Mal in die Klinik. Notfallambulanz am Wochenende. Es wird eine Röntgenaufnahme des Thorax angesetzt. Ich bin maximal gefrustet, hoffe und bange und traue mich, beim endlosen Warten auf die Notfallärztin einen Blick in meine Akte zu werfen, die bereits in den Behandlungsraum gebracht wurde. Da steht es, Pneumothorax. An einem weiteren stationären Aufenthalt führt kein Weg vorbei. In der ersten Nacht versucht die Ärztin mit einer Sauerstofftherapie den leichten Pneumothorax zurückzudrängen. Aber das Röntgenbild am nächsten Morgen zeigt, dass dieser Versuch leider nicht von Erfolg gekrönt war.

In der Konsequenz wird eine weitere OP angesetzt, um einen Schlauch in meinen Brustkorb einzuführen, an den eine Vakuumpumpe angeschlossen wird, um durch den so erzeugten Unterdruck den Pneumothorax zu beheben. So viel zur Technik, ich habe aber keine Vorstellung davon, was jetzt auf mich zukommt.

Ich werde mit meinem Bett zur Intensivstation gebracht und ich liege fast eine Stunde in einem Arbeitsraum, der mich stark an eine zertifizierte Autowerkstatt erinnert. An allen Wänden stehen Regale und Schränke und jede Schublade, jede Schranktür ist mit irgendwelchen Abkürzungen beschriftet. Notfallgeräte stehen halb abgedeckt im Raum und durch die angelehnte Tür gluckert und prustet irgendetwas vor sich hin. Krankenschwestern und Pfleger eilen immer wieder an der Tür vorbei und ich habe langsam den Eindruck, dass man mich vergessen hat.

Endlich kommen sie, die Meister des Boxenstopps, Häubchen, Mundschutz, OP-Kittel, Handschuhe. „Guten Tag junge Frau. Dann legen wir mal los. Jetzt wird's kalt, Sie kennen das ja schon. Liegt der Zugang? Sehr gut. Können Sie sich bitte etwas zur Seite drehen und den Arm heben? Ach ja, stimmt, das geht ja nicht, gut, dann machen wir das später. Sie schlafen jetzt gleich ein, machen Sie sich keine Sorgen."

Ein fürchterlich lautes Scheppern aus dem Nebenraum weckte mich. „Hallo, Erde an Patient, Sie sind wieder da." Ich habe tonnenschwere Augenlieder. Nein, ich will nicht fühlen, nicht hinschauen. Die Uhr über der Schiebetür zeigt jetzt 12:20 Uhr. Die beiden Ärzte haben nur eine knappe halbe Stunde benötigt, um ein Loch in meinen Brustkorb zu machen, den Schlauch an die richtige Stelle zu legen, anzuschließen und mich wieder zu verpacken. Und ich darf zurück auf die Station.

Diese ganze Aktion ist jetzt schon wie ein Albtraum und er ist noch nicht zu Ende. Ich habe das Gefühl, mit allen Drogen dieser Welt abgefüllt zu sein und mein Gehirn sitzt in einer Zentrifuge. Aber nicht genug damit, sie nimmt weiter Fahrt auf und dreht sich immer schneller und schneller. Mein Kreislauf sackt ab und mir ist übel bis zum Äußersten. Ein brutaler Schwindel und der Gedanke an einen Gartenschlauch in meinem Brustkorb geben mir den Rest und ich erbreche wieder und wieder. Mein ganzer Körper rebelliert vor Schmerzen.

Ein paar Tage später erfahre ich, dass mich Dipidolor, ein sehr starkes Schmerzmittel, das man mir unmittelbar nach der Operation verabreicht hat, komplett außer Gefecht gesetzt hatte. Ich reagiere offensichtlich mit einer Unverträglichkeit auf Opioide, wovon ich nichts wusste, woher auch.

Plötzlich springen Ärzte und Pfleger wie wild um mich herum. Ich beschimpfe sie in übelster Weise. Ich fordere sie alle auf sofort zu gehen und mich in Ruhe zu lassen. Ich kann kaum meine Augen offenhalten, so übel ist mir. Die Attacken kommen in Wellen. Ich konzentriere mich auf meine Atmung und hoffe, damit die Zentrifuge endlich auszubremsen.

Dann kommen sie mit Dolantin®, einer kleinen Infusion die langsam verabreicht wird und endlich legen sich die Schmerzen. Nach ein paar Minuten kann ich wieder fast normal atmen und beruhige mich langsam. Zur Nacht geben sie mir ein Schlafmittel mit dem sie mich sieben Stunden komplett abschießen. Schlaf, der mich dann wieder ins Leben zurückholt.

Erst am nächsten Morgen wird mir klar, dass mein ältester Bruder und seine Frau am vergangenen Nachmittag mit im Zimmer waren, als die Situation so entgleiste und dass ich auch sie rausgeworfen habe. Sie haben meine Überreaktion auf die Medikamente nach dem Eingriff sozusagen live und in Farbe mitbekommen und das ist mir im Nachhinein wirklich peinlich und macht mich zugleich unendlich traurig.

Ich weine stundenlang still vor mich hin und höre von Peter Gabriel ein einziges Stück in Endlosschleife. Schlafen kann ich immer nur ein paar Stunden, in denen mir erlaubt wird, die Vakuumpumpe auszuschalten. Ich bin extrem geräuschempfindlich und die Pumpe raubt mir fast den Verstand. Ständig fallen Türen ins Schloss, lärmt jemand auf dem Flur herum und ich habe eine unglaubliche Sehnsucht nach Ruhe und Frieden. Es ist eine Tortur, der Schock sitzt tief und die Chemotherapie hat noch nicht einmal angefangen.

Ich verbringe 6 Tage in der Klinik, mit täglicher Röntgenkontrolle und warte auf die Heilung des Pneumothorax. Die Stunden kriechen dahin und ich bin körperlich total am Ende. Die erste Chemotherapie soll zwei Tage später beginnen. Dazu bin ich nicht in der Lage und meine einzige Idee dazu ist, die die Therapie zu verschieben. Ich verabrede mich also zu einem Gespräch mit der Stationsleitung der Gynäkologie.

Sie sieht mich und stimmt einer Verschiebung sofort zu. „Wenn Sie in diesem Zustand übermorgen die Chemo beginnen, kommen sie zu keiner weiteren Behandlung. Das kann hier niemand verantworten. Sie müssen einigermaßen fit und stabil sein. Fahren sie nach Hause und erholen Sie sich. Rufen Sie in der kommenden Woche mal an, dann sehen wir weiter. "

Zu Hause schlafe ich gefühlte drei Tage ohne Pause. War das eine Nummer, sowas braucht wirklich kein Mensch. Aber auch dieses Mal kehren meine Lebensgeister nach einer weiteren Woche langsam wieder zurück und ich sammele mich wieder. Es bleibt mir nur, die Erinnerungen an diesen Albtraum rigoros zur Seite zu schieben. Jetzt ist nicht die Zeit, um in Selbstmitleid zu verfallen, mein Blick geht nach vorne. „Augen auf und durch" lautet die Parole.

Die erste Chemotherapie

Ich bin die Neue, alle anderen Patientinnen haben mindestens ihre zweite oder dritte Chemo und sind mir meilenweit voraus, echte Profis sozusagen. Ich habe nur eine ungefähre Vorstellung davon, was mich heute erwartet. Die Therapie findet in einem ehemaligen Krankenzimmer statt, dass geschmackvoll umfunktioniert wurde. An den Wänden rechts und links stehen jeweils 3 bequeme Behandlungsstühle und die warmen grün-gelb-Töne schaffen eine sehr freundliche Atmosphäre. „Wir warten auf Nichts!" steht in großen, geschwungenen Lettern an der Wand. Die Morgensonne scheint durch die großen Fenster.

Nachdem mein Freund, der Port vorbereitet und angeschlossen ist, geht es los. Es passiert nicht viel, außer dass sich unterschiedlichen Farben in den Infusionsbeuteln abwechseln. Das eigentliche

Medikament ist leuchtend rosarot. Ähnelt einem Aperol Spritz, denke ich und muss selbst über diesen Gedanken grinsen. Wie gut, dass mir mein Humor noch nicht abhandengekommen ist.

Ich habe an verschiedenen Stellen gelesen, dass man sich seine Heilung während der Chemotherapie visualisieren soll. Das ist so eine Sache mit dem Visualisieren. Ich glaube tatsächlich an die Kraft solcher Bilder, aber leider gelingt mir das Visualisieren nicht. Ich haben mich vor vielen Jahren sehr lange damit beschäftigt und es irgendwann aufgegeben. Ich bin nicht der Bildertyp, ich habe es mehr mit Tabellen und Zahlenreihen. Trotzdem fällt mir spontan ein Bild zu diesem Medikament ein. Ich stelle mir vor, dass Tausende winziger Supermänner mit ihren roten Mäntelchen durch das Labyrinth meiner Blutgefäße sausen und mit ihren Superkräften auch die hinterletzte Krebszelle erwischen und ihr den Garaus machen. Und auch dabei muss ich wieder grinsen. Die Vorstellung gefällt mir, ich werde sie beibehalten.

Ich trinke so viel ich kann und beobachte genau, welche Infusionsbeutel in welcher Reihenfolge angestöpselt werden. Ich will alles ganz genau wissen. Die gesamte Prozedur dauert etwas mehr als vier Stunden.

Mit den beiden jüngeren Mitpatientinnen komme ich ins Gespräch. Jede von uns erklärt den anderen ihr genaues Krankheitsbild. Wir benutzen ganz selbstverständlich das komplette Fachvokabular, so als würden wir in einer Expertenrunde sitzen, was ja genau betrachtet auch der Fall ist. Und es bestätigt sich einmal wieder, dass jede Brustkrebserkrankung anders ist. Unsere Therapien sind ähnlich, unterscheiden sich aber doch deutlich. Wir verlassen diese Themen aber bald und plaudern über dies und das und lernen uns vorsichtig kennen. Die Zeit vergeht rasch aber am Ende bin ich froh, dass ich den Raum, abgestöpselt von allem, verlassen kann.

Mein Taxi wartet und auf dem Weg dahin wird mir klar, dass ich eindeutig die falschen Schuhe trage. Um meine leichten Kreislaufschwankungen abzufangen sind selbst meine angedeuteten Absätze zu hoch. Zur nächsten Behandlung komme ich garantiert in Turnschuhen und Jogginghose. Die Kleidung interessiert hier eh niemanden, Hautsache praktisch und der Situation angemessen. Ich lerne ja gerne dazu. Taxifahren ist dann auch nicht gerade der Bringer aber besser als selbst zu fahren, denke ich mir, das hätte ich nicht geschafft. Ich frage mich ernsthaft, wie andere Frauen das hinkriegen.

Zu Hause angekommen gehe ich zur Couch, es ist ja mal gerade früher Nachmittag. Aber ich wechsele bald in mein Bett. Mir ist übel und leichter Schwindel kommt auf. Am frühen Abend beginnt dann eine wilde Karussellfahrt in meinem Kopf. Ich entscheide mich, die empfohlenen Tabletten gegen die Übelkeit und den Schwindel doch zu nehmen. Meinen ursprünglichen Gedanken, die Nebenwirkungen ohne Chemie meistern zu wollen, werfe ich über Bord.

Meine Lage bessert sich allerdings nicht, im Gegenteil. Ich spüre förmlich, wie das Gift in meinem Körper zirkuliert, wie mein Gehirn davon in Beschlag genommen wird. Lichtempfindlichkeit kommt dazu und eine Hitzewallung löst die nächste ab und versetzt meinem Kreislauf jedes Mal einen Schlag. Ich kann meinen eigenen Geruch kaum ertragen und konzentrierte mich wieder auf meine Atmung, um meine Körperfunktionen unter Kontrolle zu halten. Ich lege mir immer wieder die Hände auf und dämmere für kurze Phasen weg.

Meine Schwester schaut den Abend über alle ein bis zwei Stunden nach mir und sie holt mich jedes Mal aus dem Bett. Ich könnte sie zum Mond schießen. „Nur ein paar Schritte, komm, bis in die Küche und wieder zurück. Du wirst sehen, es wird dir guttun." Und wieder hat sie Recht.

In den Wachphasen habe ich das Gefühl, dass Blitzgewitter in meinem Kopf toben. Ich frage mich ernsthaft, was man mir da verabreicht hat und ob ich das überlebe. In den frühen Morgenstunden kommt mir der rettende Gedanke. Ich habe gegen zehn Uhr eine weitere Verabredung in der Klinik um mir den Wachstumsbeschleuniger für die Leukozyten abzuholen. Das Onkoteam würde mit Chemo-Patientinnen wie mir sicher keinen Termin vereinbaren, wenn sie nicht davon ausgehen, dass diese Termine auch eingehalten werden können. Es muss also besser werden. Und das in den nächsten zwei bis drei Stunden, denn dann steht mein Taxi wieder vor der Tür.

Und tatsächlich geht es mir bis zum Morgen langsam besser. Die Blitzgewitter verebben, mein Kreislauf stabilisiert sich, die Hitzewallungen lassen nach und ich sehne mich nach einer Dusche. Ich bitte meine Schwester, mich ins Bad zu begleiten, denn ich traue dem Frieden nicht wirklich. Die heiße Dusche hilft mir, mich wieder annähernd wie ein Mensch zu fühlen. Ein schwerer Kater ist ein Kindergeburtstag dagegen. Die Taxifahrt lasse ich über mich ergehen, hole mir meine Spritze ab und der freundliche Herr bringt mich danach wieder nach Hause.

Zu Hause bitte ich meine Schwester mir mein Bett frisch zu beziehen. Das ganze Zimmer ist von einem scharfen, chemischen Geruch durchdrungen, der auch durch wiederholtes Lüften nicht verschwindet. Möglicherweise hat sich der Geruch auch nur in meiner Nase festgesetzt, meine Schwester kann ihn nicht wirklich wahrnehmen.

Ich will meiner Schwester helfen und sie drückt mir den Kopfkissenbezug in die Hand. Ich schaue sie fragend an aber sie sagt „Nimm du mal das Kopfkissen, du wirst sehen, das ist groß genug. Ich weiß ja, dass du mir helfen willst, aber glaub mir, ich mach das wirklich gerne für dich." Ich ziehe noch ein frisches Schlaf-Shirt an und lege mich hin. Der angenehme Geruch und das Gefühl der frischen Wäsche auf meiner Haut sind eine Wohltat. Das Kranken-haus ist gedanklich Lichtjahre entfernt und ich schlafe ein.

Die nächsten beiden Tage verbringe ich durchgängig im Liegen und beobachte meinen Körper. Es ist nicht ganz so schlimm, wie ich es mir ausgemalt habe, aber es ist auch kein Spaziergang.

An Schlaf ist auch in den beiden nächsten Nächten kaum zu den-ken. Ich bin total aufgekratzt, obwohl ich hundemüde bin. Aus den Blitzgewittern werden mehrere, sich gegenseitig überholende Ge-dankenströme, die sich nicht wirklich fassen oder in eine be-stimmte Richtung lenken lassen. Ich kann weder lesen noch Musik hören, ich kann nur abwarten, bis sich mein Gehirn davon erholt, dass es einmal durch die Mangel gedreht wurde.

Am dritten Morgen fühle ich mich schlagartig besser. Meinem Körper ist es offensichtlich gelungen, das Gift loszuwerden. Ich kann wieder geradeaus denken und fühle mich sogar recht gut.

Ich brauche eine Begleittherapie

Der Gedanke daran, dass mich dieses „Vier-Tage-Rennen" noch dreimal erwartet, setzt eine unglaubliche Energie in mir frei, mich darum zu kümmern, welche Möglichkeiten es gibt, mit den Neben-wirkungen einer Chemotherapie umzugehen. Ich benötige drin-gend detaillierte Informationen. Also durchforste ich jetzt doch das Internet, was ich bisher strikt vermieden habe.

Es gibt eine Vielzahl an Erfahrungsberichten und bergeweise Li-teratur aus allen Bereichen dazu, angefangen mit speziellen Ernäh-rungsvorschlägen bis hin zu nicht besonders seriös erscheinenden Angeboten von dubiosen Heilern. Aber solche Informationen su-che ich nicht. Ich ernähre mich seit vielen Jahren gesund und aus-gewogen und einen Heiler brauche ich sowieso nicht. Ich suche wissenschaftlich aufbereitete Fakten, Veröffentlichungen zu kom-plementärmedizinischen Begleittherapien und werde fündig.

Der leitende Oberarzt der Abteilung für integrative Medizin an den Saint-Vincent-Kliniken zu Straßburg, Dr. Jean-Lionel Bagot, hat 2013 das Buch „Krebs und Homöopathie" [4] veröffentlicht, in dem er beschreibt, wie er die Nebenwirkungen von unterschiedlichen Krebstherapien erfolgreich mit Homöopathie behandelt. In der Zwischenzeit sind mehrere überarbeitete und erweiterte Auflagen erschienen, was mich in der Annahme bestärkt, dass es sich um seriöse Fachliteratur handelt. Die Leseprobe spricht mich direkt an und das Inhaltsverzeichnis überzeugt mich. Ich bestelle also dieses Buch, gute 400 Seiten stark, als gebundene Ausgabe und hoffe, dass es hält, was es verspricht.

Ich beschäftige mich seit mehr als 20 Jahren mit der Homöopathie. Ich nutze sie zum Hausgebrauch und tausche mich dazu immer wieder mit meiner Schwester und einer befreundeten Homöopathin aus. Ich habe lange Zeit überlegt selbst eine klassische Ausbildung in der Homöopathie zu beginnen, habe aber nie die Zeit gefunden, die ich dazu hätte investieren müssen. Die Grundlagen der Homöopathie sind mir vertraut. Mein Interesse weckte damals das Buch von Sven Sommer „Homöopathie, Heilen mit der Kraft der Natur" [3] über das ich in einer Buchhandlung gestolpert bin. Es folgte das „Lehrbuch der Homöopathie" von Thomas Genneper und Andreas Wegener [8] das ich komplett durchgearbeitet habe. „Homöopathische Mittel und ihre Wirkungen, Materia medica und Repertorium" von William Boericke [9] war dann das letzte große Standardwerk zur Klassischen Homöopathie, dass ich mir zugelegt habe. Jetzt liegt das Buch von Dr. Jean-Lionel Bagot vor mir und ich bin schon beim ersten Durchblättern sehr beeindruckt.

Er gibt eine allgemeine Einführung in die Homöopathie und widmet dann allen Stationen der Krebstherapie von der Diagnosestellung über die Operation zur Chemotherapie, Antikörpertherapie und Strahlentherapie ein eigenes umfangreiches Kapitel. Er geht auf alle Krebserkrankungen der verschiedenen Organsysteme ein, erklärt die gängigen Therapieformen und die dazu eingesetzten

Medikamente. Er beschreibt die zu erwartenden Nebenwirkungen und gibt dem Leser komplette Medikationspläne mit genauen Potenzierungen und Dosierungen an die Hand, die für Laien sehr gut verständlich sind. Im Anhang finden sich vier Indices, zu Symptomen, Arzneimitteln, Chemotherapeutika und Krebsarten.

Was mich beim ersten Überfliegen des Buches am meisten begeistert, sind die modernen Beschreibungen der Symptome und der Modalitäten, die zur Verbesserung oder Verschlechterung der Situation des Patienten führen. In älteren Ausgaben zur homöopathischen Behandlung von Erkrankungen muss man sich viele Formulierungen in die heutige Zeit „übersetzen". Dr. Bagot beschreibt mit einfachen Worten die Symptome so treffen, dass sie auch ein Laie versteht.

Interessierte können dieses Buch umfangreich studieren, man kann es aber auch schnell zur Hand nehmen, ein Symptom nachschlagen und erhält über die meist mehrfachen Verweise einen Überblick zu den in Frage kommenden Arzneien, weiteren Begleitsymptomen und den Modalitäten.

Ich lese dieses Buch von vorne bis hinten. Ich lasse die Geschichte der Homöopathie noch einmal Revue passieren, frische meine Kenntnisse zur Potenzierung der Mittel wieder auf, lese über den Einsatz der Homöopathie als komplementäre Begleittherapie und informiere mich über die Wirkmechanismen der einzelnen Therapieschritte der schulmedizinischen Behandlung. Ich kenne die Medikamente, die zu meiner Chemotherapie eingesetzt werden und habe erste Erfahrungen zu deren Nebenwirkungen gemacht und kann so gezielt die homöopathischen Arzneien ausfindig machen, um sie anzugehen.

Ich beschließe, meine Situation nicht einfach hinzunehmen, sondern gehe zum Angriff über. Soll sie kommen, die nächste Chemotherapie. Ich vertraue nicht mehr nur auf die Unterstützung von

Reiki, ich beschließe, alle Register zu ziehen, die mir zur Verfügung stehen. Ich tauche tief in die komplexe Materie der Chemotherapie und gleichzeitig in den damit korrespondierenden Bereich der Homöopathie ein und beginne damit, meinen Körper ganz genau zu beobachten, er spricht ja mit mir. Ich beteilige mich ab sofort aktiv an meiner Therapie und stelle mich selbst in den Mittelpunkt.

Vorbereitung auf die nächste Chemotherapie

Diese drei Wochen bis zu meiner nächsten Chemotherapie verändern meine komplette Einstellung zu meiner Erkrankung. Ich habe mich nie gefragt, warum ausgerechnet ich einen Tumor bekommen habe. Und ich habe mich nie gefragt, ob ich etwas falsch gemacht habe oder ob ich etwas hätte tun können, um die Erkrankung zu vermeiden. Es war mir wichtiger nach vorne zu schauen, als Ursachenforschung zu betreiben. Meine Situation ist so wie sie ist, selbst wenn ich eine Ursache hätte finden können.

Ich bin ein vollkommen bodenständiger Realist, in meinem beruflichen Umfeld bin ich als Gesamtprojektleiter immer wieder gefordert, Situationen zu beurteilen und Strategien zu entwickeln, die zu Lösungen und letztendlich zum Ziel führen. Ich wäge Risiken ab, behalte den kritischen Pfad im Auge und sorge dafür, dass alle Beteiligten die richtigen Voraussetzungen haben, um zu arbeiten.

Genau diese Vorgehensweise mache ich mir jetzt zu nutze. Ich betrachte meine Therapie ab sofort als mein ureigenes Projekt, mit dem Ziel, die Therapie zu meistern und meine Erkrankung zu besiegen. Ich bin nicht nur ein selbstbestimmter Patient, der auf dem Weg der Heilung beteiligt ist, ich werde zum Manager meiner Heilung. Eine ambitionierte Einstellung für einen medizinischen Laien, könnte man meinen. Aber als Patientin trage ich sowieso jegliche Verantwortung. Es werden immer nur Empfehlungen ausgesprochen, alle Entscheidungen liegen aber letztendlich bei mir.

Also gehe ich einen Schritt weiter und übernehme die Verantwortung und arbeite aktiv mit und reagiere nicht nur. Ich bereite ich mich akribisch auf die kommenden Therapiesitzungen vor.

Ein paar Tage später treffe ich eine weitläufige Bekannte, die vor ein paar Jahren auch an Brustkrebs erkrankt war und sie gibt mir einen weiteren, ausgezeichneten Tipp. Sie empfiehlt mir einen Entgiftungstee, den sie in ihrer Klinik kennengelernt hat. Es handelt sich um eine Mischung aus ausschließlich einheimischen Heilkräutern, wie beispielsweise die Pfefferminze, die Brennnessel und Birkenblätter die man in jeder Apotheke kaufen kann. Sie schlägt mir vor, jeden Tag mindestens zwei große Tassen oder mehr, davon zu trinken. Am Tag der Chemotherapie soll ich mir den Tee mit in die Klinik nehmen und bereits während der Infusion damit beginnen. Die Zytostatika fluten den Körper und müssen dann so schnell wie möglich ausgeschwemmt werden. Dazu ist dieser Tee hervorragend geeignet. Ein weiteres Puzzlesteinchen in meinem Kampf gegen die Nebenwirkungen.

Ich erhole mich bis zu nächsten Therapiesitzung sehr gut, drehe meine Walkingrunden, esse den täglichen, obligatorischen Apfel, trinke überhaupt keinen Alkohol und schlafe viel. Die Entzündungen an den Operationsnarben, die durch die Chemo hervorgerufen wurden, sind merklich zurückgegangen, verschwinden aber nicht ganz. Ich rechne auch nicht damit, dass sie unter der Chemotherapie ganz abheilen. Zu dem Operationsfeld durch die Tumorentfernung kommt ja noch die Wunde, die der Pneumothorax hinterlassen hat. Und der Port beschäftigte mich auch die gesamte Therapie hindurch.

Am letzten Wochenende der Behandlungspause heiratet mein Patenkind, die älteste Tochter meiner Schwester. Es ist ein wirklich wunderbarer Tag. Wir haben Kaiserwetter und verbringen viel Zeit im Schatten der Bäume im Hof des Restaurants in dem wir feiern. Alle sind sehr glücklich und ich bin sehr froh, dass ich diesen Tag mit all den Menschen erleben darf, die mir so viel bedeuten. Wir plaudern und scherzen und ich fühle mich unglaublich wohl. Ich verabschiede mich zwar direkt nach dem Abendessen aber ich bin erfüllt von tiefer Dankbarkeit, als ich zu Hause, ziemlich erschöpft in meinem Bett liege.

Als ich am nächsten Morgen aufwache, ist mir sofort klar, was über Nacht passiert ist. Meine Haare beginnen sich zu verabschieden. Wie gut dachte ich, dass es erst heute, nach der Feier passiert. Ich gehe zu meiner Schwester und sage ihr, dass der entscheidende Zeitpunkt jetzt gekommen ist. Sie blickt mich fragend an und ich halte ihr den Kurzhaarschneider hin.

Wir haben verabredet, dass sie mir den Kopf kahl rasiert, sobald ich die ersten Anzeichen bemerke. Ich will keine Haarbüschel auf meinem Kopfkissen, das Drama erspare ich mir lieber. Abrasieren und fertig. Meine Schwester stimmte zu, meint aber, dass sie vorher noch einen Tee braucht.

Dann kommt der erste Blick in den Spiegel. Ich habe mir diese Szene immer wie im Kino vorgestellt. Schock, große Not, aber weit gefehlt. Ich schaue mein Spiegelbild an und ich denke spontan an das Plattencover von Udo Lindenbergs Galaxo Gang. „Wir sind die Herrn vom anderen Stern". Er ist auf diesem Cover mit drei jungen, freundlich dreinblickenden, ganz blau geschminkten Kahlköpfen zu sehen. Eine meiner erste LPs, ein Geschenk meines ältesten Bruders, es ist hundert Jahre her. Und im gleichen Moment beschließe ich, dass ich ein gutes Foto von mir mit Glatze brauche, um es so zu bearbeiten, dass ich aussehe, wie einer dieser blauen Statisten und lache dabei über mich selbst.

Durch die Glatze ist es jetzt für jedermann sichtbar. Ich bin eine Chemo-Patientin. Und ich beschließe, ohne Kopfbedeckung zum Einkaufen zu fahren. Ich gehe in alle Läden, die ich regelmäßig besuche und mit einem Schlag wissen es alle. So der Plan. Kein

Getuschel, keine Fragen. Schaut hin oder schaut weg. Angesprochen hat mich niemand.

Natürlich bin ich auf die Glatze vorbereitet, ich habe ja darauf gewartet. Ich trage Beanies, eng am Kopf anliegende Mützen, die zum Nacken hin länger geschnitten sind. Meine Schwester hat sich ins Zeug gelegt und unterschiedliche Materialien und diverse Farben im Angebot. Ich entscheide mich für die Modelle aus Viskose in schwarz, weinrot und dunkelblau. Sie passen gut zu mir, stehen mir besser das knallige Türkis oder die erdigen Braun- und Grüntöne. Kopftücher habe ich mal ausprobiert, sie kommen gar nicht in Frage. Die Wickeltechnik sieht gruselig aus und ich fühle mich um Jahre älter und kränker als ich bin.

Was ich tatsächlich unterschätzt habe, ist die Kälte am Kopf in der Nacht. Da ich seit Jahren eine Superkurzhaarfrisur trage, konnte ich mir nicht vorstellen, am Kopf zu frieren. Aber genau das passiert und es ist ausgesprochen unangenehm. Also bauen wir zwei der erdfarbenen Beanis um und ich trage zur Nacht enganliegende Viskosekäppchen, mit denen ich sehr gut klarkomme.

Die zweite Chemotherapie

Zur zweiten Therapiesitzung komme ich in meinen Lieblingsturnschuhen, neuer Jogginghose und der farblich abgestimmten weinroten Mütze. Ich habe eine Flasche mit meinem Spezialtee dabei und halte Nux Vomica bereit. Ich bespreche mit dem Onkoteam dass ich den Tee gerne trinken würde und dass ich neben den Medikamenten, die ich laut dem offiziellen Medikationsplan nehme, auch gerne auf verschiedene Globuli zurückgreifen will.

Sie sind sehr interessiert und freuen sich, dass ich vorab mit ihnen darüber spreche und ich erfahre, dass immer wieder Patientinnen mit diesen Wünschen auf sie zukommen. Mit der Homöopathie als komplementäre Begleittherapie haben viele Patientinnen sehr gute Erfahrungen gemacht. Das Ärzteteam ist damit einverstanden, sie sprechen aber keine Empfehlungen aus und ich alleine trage dafür die Verantwortung. Ich bin heilfroh über diese offene und tolerante Einstellung des Onkoteams und halte mich genau an die Medikationspläne von Herrn Doktor Bagot.

Die zweite Chemotherapie vertrage ich deutlich besser. Es mag daran liegen, dass ich zur zweiten Runde weiß, was mich erwartet. Ich habe aber noch einen weiteren, strategisch offensichtlich wichtigen Punkt geändert. In der Erholungspause ist mir im Nachhinein aufgefallen, das ich am Tag der ersten Chemotherapie fast nichts gegessen habe. Ich war vor der ersten Behandlung so aufgeregt und auch ängstlich, dass ich das Frühstück ausfallen ließ, bevor ich in die Klinik fuhr. Und auch im weiteren Verlauf des Tages habe ich nichts mehr gegessen, weil ich immer fürchtete, das Essen wieder auszuspucken. In meiner ersten Chemopanik konnte ich das Hungergefühl nicht von aufkommender Übelkeit unterscheiden. Also ändere ich auch diese Punkt.

Ich gönne mir am Morgen ein kleines Müsli meiner Spezialmischung aus Haferflocken, Dinkel und Hirse, mit einem kleingeschnittenen Apfel und etwas Joghurt. Als ich wieder zu Hause bin und die ersten Anzeichen von Übelkeit feststelle, esse ich zwei Scheiben Brot mit etwas Butter. Zusammen mit Nux Vomica verschwindet die Übelkeit fast vollständig. Wenn ich den Eindruck habe, dass sie wieder zurückkommt, greife ich zu Nux Vomica. Laut Dr. Bagot kann man sie alle Sunde nehmen, wenn es erforderlich ist, aber diese Frequenz brauche ich gar nicht.

Ich schlafe auch nach der zweiten Chemotherapie so gut wie nicht aber ich weiß ja mittlerweile, dass es nur eine Frage der Zeit ist, bis die Blitzgewitter verschwinden. Ich stehe in jeder Wachphase freiwillig auf, gehe in die Küche um etwas warmen Tee zu trinken oder ein Stückchen Brot zu essen. Ich fühle mich wie ein lautloser, einsamer Wanderer, der die Sphären der Nacht erkundet. Ich bin sehr müde aber da an Schlaf nicht zu denken ist, liege ich und ruhe in der Gewissheit, dass es vorübergeht. Ich übe mich in der Kunst der Geduld, meiner neue Lieblings-Herausforderungen. Jetzt ist offensichtlich eine passende Zeit, um sie weiter zu kultivieren.

Ich lasse mir über den Verlauf des „Vier-Tage-Rennens" alles Mögliche einfallen, um mir meine Situation so angenehm wie möglich zu gestalten. Warmer Malventee beruhigt meinen Magen und ein paar Tropfen Orangenöl überdecken am ersten Abend den furchtbaren Chemie-Geruch, der aus allen meinen Poren zu kommen scheint. Meine Schwester wechselt die Bettwäsche und ich gönne mir jeden Abend ein frisches Schlafhemd.

Ich nehme vorschriftsmäßig alle von der Klinik empfohlenen Medikamente und bereits nach der zweiten Chemotherapie stellen sich die ersten Nebenwirkungen der Cortison-Unterstützung ein. Mein Gesicht glüht und ich fühlte mich insgesamt wie innerlich aufgepumpt. Aber ich tröste mich damit, dass man ohne Cortison eine solche geplante und geführte Vergiftung wahrscheinlich gar nicht aushält und ich bin ehrlich gesagt froh, dass Cortison mit auf dem Medikationsplan steht. Immer wenn ich aufstehe, wasche ich mir mit eiskaltem Wasser das Gesicht und creme mich mit Hingabe ein. Alles was lindert und guttut, ist erlaubt.

Die Leukozyten

Die nächste unerwartete Reaktion folgt auf die Neulasta®-Spritze, den Granulozyten-Wachstumsfaktor. Es handelt sich dabei um ein Enzym, das die Proliferation der Leukozyten wieder angekurbelt, die mit jeder Runde der Chemotherapie aufs Neue zerstört werden. Die Nebenwirkungen ähneln den Symptomen einer heftigen, fiebrigen Erkältung. Im Prinzip läuft dabei auch der gleiche Vorgang ab. Alle Produktionsstätten der Leukozyten werden aktiviert.

Es kommt zu Knochen- und Muskelschmerzen, meine Halslymphknoten sind angeschwollen und schmerzhaft und ich habe unglaubliche Kopfschmerzen. Aber auch bei diesem Medikament tröstet mich der Wirkmechanismus. Das Medikament ist enorm wichtig, um indirekt bakterielle Infektion zu verhindern. Trotz dieser logischen Erklärung, empfinde ich diese Nebenwirkung als ausgesprochen unangenehm, um nicht zu sagen, dass sie mich umhauen.

Ich fühle mich fiebrig und total kraftlos. Außerdem bin ich enttäuscht, dass mich die Chemotherapie, trotz all meiner Bemühungen jetzt doch über mehrere Tage außer Gefecht setzt. Oh, ich leide. Und ich bin ausgesprochen schlecht gelaunt. Eine frühmorgendliche Runde durch den Wald, zu der mich meine Schwägerin sehr einfühlsam aber auch sehr beharrlich überredet, bessert meine Laune für ein paar Stunden. Die unterhaltsame und zuweilen sehr amüsante Plauderei mit ihr lenkt meine Aufmerksamkeit wieder auf die wirklich wichtigen Dinge in dieser Welt, auf das Glück der kleinen Freuden, die das Leben so liebenswert machen. Sie bringt mich auf die Idee, die Blumenkästen auf meinem Balkon wieder in Betrieb zu nehmen. Und ich denke an Sonnenblumenkerne und daran, in den nächsten Tagen ein Blumenprojektchen in Angriff zu nehmen.

Die Neulasta®-Nachwirkungen legen sich nach zwei Tagen. Aber ich kann mich nicht damit abfinden, dass mich diese überaus sinnvolle Maßnahme, die mein Immunsystem wieder auf Vordermann bringt, so stark beeinträchtigt. Also schlage ich nach, was die Homöopathie zu bieten hat.

Unter dem Stichwort der Leukopenie werde ich fündig. Dr. Bagot bestätigt die Aussage aus der Vorbesprechung der Chemotherapie, dass zu niedrige Leukozyten Werte sogar dazu führen, die weitere Behandlung zu verschieben oder sogar abzubrechen. Also muss irgendwie dafür gesorgt werden, dass die Leukozyten-Werte zur nächsten Behandlung wieder in einem vernünftigen Bereich liegen.

Seine Verordnungsvorlage bei Leukopenie sieht Medulla ossium, Natrium muriaticum und Silicea vor. Mit den beiden letztgenannten Substanzen, mit potenziertem Kochsalz und auch mit Kieselsäure bin ich sofort einverstanden. Medulla ossium gibt mir allerdings zu denken. Es handelt sich dabei um eine klassische Nosode.

Nosoden und die Isopathie

Die klassische Homöopathie arbeitet nach den Ähnlichkeitsprinzip. Der entsprechende Leitsatz Samuel Hahnemanns, des Begründers der Homöopathie, lautet: „Ähnliches möge durch Ähnliches geheilt werden". Das bedeutet, dass eine Krankheit mit dem Mittel geheilt werden soll, das beim Gesunden ähnliche Beschwerden hervorruft.

Nosoden hingegen beruhen auf dem Gleichheitsprinzip, das auf dem Amerikaner Constantin Hering zurück geht. Das bedeutet, dass „Gleiches mit Gleichem geheilt werden soll". Somit werden Nosoden aus pathogenem Material oder aus dem tierischen Pendant des Organes hergestellt, das man stimulieren will. Es werden also keine Pflanzenteile oder Mineralien zur Herstellung der Globuli eingesetzt, sondern, in Fall von Medulla Ossium wird Knochenmarksubstanz von (biologisch gehaltenen) Tieren, hochpotenziert.

Darüber muss ich genauer nachdenken. Ich stand Nosoden immer äußerst skeptisch gegenüber. Der Apotheker meines Vertrauens sah das vor vielen Jahren genauso. Ich bin hin und her gerissen. Ich habe von Nosoden immer die Finger gelassen. Ich war aber bisher auch noch nie in der Situation, dass ich diesen Joker hätte ziehen wollen.

Ich spreche mit meiner befreundeten Homöopathin, die einen Versuch befürwortet und mir ein Privatrezept dafür ausstellt. Obwohl Dr. Bagot davon abrät, die konventionellen Medikamente durch Globuli zu ersetzen, will ich einen Versuch wagen. Ich habe nichts zu verlieren. Sollte die Nosode nicht greift, kann ich auf die Neulasta®-Spritze zurückgreifen.

Vorher bespreche ich diese Konstellation aber mit dem Onko-team. Zu meiner Überraschung ist der Onkologe mit der Idee ein-verstanden, Medulla Ossium auszuprobieren. Das hat bisher zwar keine Patientin versucht, aber er lässt sich auf einen ersten Versuch ein. Ich vereinbare mit meinem Hausarzt engmaschige Blutbild-kontrollen und verspreche ihm, sollten die Leukozyten Werten durch die Globuli nicht über die magische Grenze von 1.500 pro Mikroliter ansteigen, dass ich zur Neulasta®-Therapie zurück-kehre.

Bis zur nächsten Chemotherapie habe ich noch gut eine Woche Zeit und fahre in den Rheingau in meine Wohnung. Ich will unbe-dingt in meinem eigenen Bett schlafen. Ich freue mich sehr darauf, stelle aber schnell fest, dass es keine gute Idee war. Ich hänge im wahrsten Sinne des Wortes auf meiner Couch ab. An Spaziergänge ist nicht zu denken. Es ist mir viel zu heiß im Rheingau. Der Som-mer ist viel früher als erwartet und mit ungewöhnlich hohen Tem-peraturen gekommen. Für meine Lieblingsrunde am Rheinufer brauche ich mindestens zwei Stunden und daran ist in der prallen Sonne nicht zu denken.

Um nicht ganz trübsinnig zu werden beschäftige ich mich eine Weile in der Küche zu zaubere mir einen kleinen Nudelauflauf, für den ich alles im Gepäck habe. Aber weitere Aktivitäten lasse ich bleiben. Ich tigere durch meine Wohnung und überlege, ob ich so-fort nach Hause fahre. Mein Blick fällt im Gästezimmer auf die Nähmaschine, die dort in der Ecke steht. Ich denke einen Moment daran sie einzupacken um ein paar Herzkissen in Angriff zu neh-men. Dann fällt mir ein, dass in meinem anderen zu Hause ja zwei Nähmaschinen stehen, davon darf ich sicher eine benutzen. Ich ziehe also die Kisten mit den Stoffen aus dem Regal und suche

Stoffe zusammen, die mir geeignet scheinen, Kissen daraus anzufertigen. Ich packe nur farbenfrohe Viskosestoffe ein. Füllstoffe muss ich noch besorgen, aber das kann ich auch im Saarland.

Gegen Abend türmen sich dann wieder Gedankengebirge in meinem Kopf auf. Meine eigene Wohnung bringt mir leider nicht den ersehnten Wohlfühleffekt, sie führt mir nur mit jeder weiteren Stunde meine gesundheitliche Situation vor Augen und zeigt mir meine Angst. Die Angst davor, die Therapie doch nicht durchzuhalten, was vor dem Hintergrund meiner ersten Erfahrungen nicht ganz von der Hand zu weisen ist und meine Angst vor dem ungewissen Ausgang der Therapie. Ich unternehme zwar alles Menschenmögliche, um meine Erkrankung zu besiegen aber eine Garantie darauf gibt mir niemand.

Ich weiß, dass ich den Weg, der noch vor mir liegt, unmöglich alleine bewältigen kann. Ich brauche meine Familie und meine Freunde. Aus dieser Perspektive betrachtet, ist es gut, dass ich diesen Ausflug unternommen habe.

Ich bin innerhalb kürzester Zeit wieder zu einem Teil meiner engsten Familie geworden. Seit dem Tag der Diagnose stehen meine Geschwister und ihre Partner ohne zu fragen an meiner Seite. Ich habe sogar das Gefühl, dass ich in den Mittelpunkt der Familie gerückt bin, ohne es zu wollen oder darum zu bitten. Und ich lerne ihre Hilfe anzunehmen. Auch das ist eine vollkommen neue Erfahrung für mich, ich lebe seit mehr als zehn Jahren alleine.

Nach einem ausgiebigen Frühstück versetze ich meine Wohnung am nächsten Morgen wieder in den Ruhezustand und nach einem kurzen Abstecher ans Rheinufer breche ich meinen Ausflug in den Rheingau ab und fahre gut gelaunt zurück ins Saarland.

Die dritte Chemotherapie

Während wir bei einer weitere Therapierunde auf nichts warten, bekommen wir Besuch von einer Mitarbeiterin des Krankenhauses, die uns LifeKinetik® vorstellt. Dabei handelt es sich um ein Trainingskonzept, so die Trainerin, das „Wahrnehmungsaufgaben mit kognitiven Herausforderungen und spaßigen Bewegung koppelt. Das Ziel ist, durch die unterschiedlichen Aufgaben, viele neue Verbindungen zwischen den Gehirnzellen zu schaffen, um im Alltag leistungsfähiger zu werden." [7]

Darunter können wir uns nicht wirklich viel vorstellen. Der Flyer enthält auch keine weiteren erhellenden Informationen aber die Dame ist so sympathisch und sie erzählt so überzeugend von amüsanten und kurzweiligen Übungsstunden, dass wir uns von ihrer Begeisterung anstecken lassen und uns mit mehreren Personen zur Schnupperstunde in der kommenden Woche anmelden.

Am Tag nach der dritten Chemotherapie fahre ich nicht in die Klinik, um mir die Neulasta®-Spritze abzuholen, sondern ich nehme Globuli-Kombination mit Medulla Ossium und bin sehr gespannt, was die nächste Blutbildkontrolle ergeben wird. Alle anderen Nebenwirkungen die ich von der EC-Therapie bereits kenne, kommen wie auf Kommando und ich wende alle Tricks an, die ich bisher herausgefunden habe, um die Nebenwirkungen wegzuschieben oder wenigstens zu lindern.

Neu hinzu kommen Entzündungsreaktionen an allen Narben. Sie reagieren heftig auf die Zytostatika. Schwellungen, Rötungen und Schmerzen stellen sich ein. Das Implantat, dem ich vom ersten Moment an sehr freundlich gegenüberstehe, fühlt sich an wie ein Stein, der in meinen Oberkörper eingebaut ist. Ich mache mir Sorgen und frage meine Schwester um Rat, das Wort Kapselfibrose geistert in meinem Kopf herum.

Aber sie beruhigt mich. „Die Entzündungen an den äußeren Narben zeigen, dass sich durch die Zytostatika alle Narben entzünden.

Du weißt, dass nur der kleinere Teil der Narben oberflächlich zu sehen ist. Die großen Schnitte liegen sozusagen unterirdisch. Und mit „groß" meine ich zehn Zentimeter und länger und zum Teil mit mehrfach gefaltetem Netzgewebe, um das Implantat zu fixieren. Durch die Entzündungen zieht sich jetzt alles zusammen, also ist es kein Wunder, dass du einen Stein im Brustkorb liegen hast."

Da sie auch meine Physiotherapeutin ist, gebe ich keine Ruhe, bis sie sich meinen Gummibusen nochmal anschaut. „Siehst du, das Implantat ist leicht verschieblich, genauso wie es sein soll und weitere Schmerzen hast du jetzt auch keine, wenn ich es leicht bewege, oder?" „Nein." hatte ich nicht.

Manchmal drifte ich wohl doch durch die akribische Beobachtung meines Körpers in eine leichte Paranoia ab. Bei jedem Ziepen und jeder noch so kleine Abweichung schlagen sofort alle Alarmglocken an. Es hilft nichts, ich muss geduldig abwarten und manches einfach hinnehmen. Und einen Gang zurückschalten.

Aus physiotherapeutischer Sicht ist die Entscheidung das Gewicht der fehlenden Brust durch das Implantat zu ersetzen auf jeden Fall richtig. Dadurch wird die Asymmetrie ausgeglichen und vorprogrammierte Fehlhaltungen werden vermieden. Und ich habe die leise Hoffnung, dass später, wenn das Implantat an die richtige Stelle gerutscht ist, nicht mehr auf den ersten Blick zu erkennen ist, dass ich auf der linken Seite repariert bin. Also bringe ich auch für dieses Thema eine weitere Portion Geduld auf. Bis die Narben verheilen und zu verblassen beginnen, braucht es sicher zwei Jahre. Und ich habe ab sofort Verständnis für meinen Körper, dem es zusteht, unter der Zytostatika-Behandlung mit Entzündungen zu reagieren.

Mit der neuen Woche habe ich mich wie erwartet wieder berappelt und ich freue mich auf die Schnupperstunde LifeKinetik®. Zum einen bin ich immer neugierig, sportliche Konzepte kennenzulernen und zum anderen ist es ein weiterer Programmpunkt, der mich ablenkt. Und wenn ich die Dame beim Wort nehme, verspricht diese Stunde ja auch ein gewisses Maß an Amüsement.

Ich bemerke außerdem an Kleinigkeiten in meinem Alltag, dass die Zytostatika eindeutige Spuren in meinem Gehirn hinterlassen. Es fällt mir schwerer, mich zu konzentrieren und ich muss mir alle Termine notieren, um keinen zu versäumen. Meine Gedanken sind nicht mehr so fix und ich bin sehr häufig sehr müde. Wenn es die Möglichkeit gibt, mit LifeKinetik® auch hier Verbesserungen zu erreichen, bitte gerne.

Wir sind eine Gruppe von 16 Frauen im Alter von 12 bis 70, von denen die meisten mit einem onkologischen Thema zu tun habe, was an den Kopfbedeckungen leicht zu erkennen ist. Die anfängliche Zurückhaltung legt sich bald und wir haben 90 Minuten lang große Spaß. Es geht nicht darum, etwas richtig zu machen oder etwas zu können, das Gegenteil ist der Fall. Wir sollen einfach drauf los probieren und wenn wir eine Übung beherrschen, wird sie sofort weiter ausgebaut. Prinzipiell sind die Aufgabenstellungen so gestaltet, dass sie mit eher einfachen Übungen beginnen, die dann immer komplexer und schwieriger werden.

Wir werfen und fangen beispielsweise mit der rechten Hand einen kleinen Ball leicht in die Höhe, während wir mit der linken Hand versuchen, mit einem Seidentuch Kreisbewegungen zu vollführen. Das alleine sorgt schon für die ersten Lacher. Keine von uns hätte gedacht, dass es so schwierig ist, die unterschiedlichen Gewichte und dann noch unterschiedliche Bewegungen mit beiden Händen zu koordinieren. Erweitert wird diese Arm-Hand-Sequenz mit dem Gehen im Karree, einen Schritt vor, einen zur Seite, einen zurück und wieder einen zur Seite. Getoppt wird diese Bewegungsfolge schließlich durch Rückwärtszählen ab 26 in Dreierschritten.

Alles sehr überschaubar, fast einfach, könnte man denken. Es mündet aber in kurios vollführten, nicht unbedingt eleganten Tanzschritten über die wir uns schlapp lachen. Unsere Trainerin ist außerordentlich kreativ und lockt uns immer wieder aus der Reserve. Die Übungen werden so komplex, dass wir am Ende der Stunde nicht mal mehr 5 und 7 addieren können, geschweige denn nach rechts schauen, wenn sie „blau" in den Raum ruft oder mit der Zahl zehn eine Drehung um die eigene Achse verbinden.

Niemand von uns denkt während des „Gehirnjogging", wie ich das Training scherzhaft nenne, auch nur eine Sekunde an seine Erkrankung und damit haben wir alle das wichtigste Ziel erreicht. Ich sage nach der Schnupperstunde zu, jede Woche zu kommen und freue mich auf die willkommene Abwechselung in ausgesprochen netter Gesellschaft.

Die vierte Chemotherapie

In der Woche vor der nächsten und damit letzten EC-Infusion steht die routinemäßige Überprüfung des Blutbildes an und ich erwarte das Ergebnis mit großer Spannung. Zu meiner eigenen Überraschung liegen die Leukos bei 3.100 pro Milliliter, unterhalb des Normalwertes für Frauen aber deutlich über dem geforderten Wert, um die Chemotherapie fortzusetzen. Den Laborbefund muss ich natürlich in der Klinik vorlegen und alle sind überrascht, dass ich mit den Globuli diesen Erfolg erzielt habe. Damit ist auch diese Entscheidung getroffen, ich verzichte auf die weiteren Neulasta®-Spritzen und gebe der Medulla Ossium-Kombination den Vorzug.

Der Vormittag in der Klinik läuft nach dem mir bekannten Schema und ohne besondere Vorkommnisse ab. Die darauffolgenden 24 Stunden sind allerdings heftiger als bei allen Runden zuvor. Starke Kopfschmerzen und eine extreme Licht- und Geruchsempfindlichkeit plagen mich. Die Übelkeit kann ich eindämmen aber die Blitzgewitter rauben mir jeglichen Schlaf. Ich fühle mich wie gerädert und habe zum ersten Mal den Eindruck, angeschlagen zu sein. Ich ahne, dass meine Kräfte nachlassen und dass die Behandlung schwieriger wird. Aber mein großer Trost ist die Tatsache, dass ich die erste Hälfte geschafft habe.

Ich folge meinen eigenen Erfahrungswerten, ruhe mich den Rest der Woche aus und pflege meine Körper und meine Seele. Ich drehe in den ganz frühen Morgenstunden mit meiner Schwägerin kleine Runden im Wald, wirklich kleine Runden. Dann ist es dort noch angenehm kühl.

Die mittlerweile dauerhaft hohen Temperaturen, die tagsüber bei knapp über 30 Grad liegen mag ich gar nicht. Ich suche instinktiv den Schatten. Über die Mittagsstunden vergrabe ich mich in der abgedunkelten Wohnung und komme erst wieder gegeben Abend auf den Balkon, wo meine Sonnenblumen in den Kübeln um die Wette wachsen. Vor dem Schlafengehen besuche ich meistens meine Schwester und ihrem Mann eine Etage tiefer.

Manchmal gesellt sich unsere Lieblingsnachbarin dazu, wenn wir im Garten sitzen. Sie gehört auch zu den liebenswerten und unkomplizierten Weggefährten. Sie arbeitet in der Arztpraxis ihres Mannes und kann sich gut vorstellen, wie es mir zuweilen geht. Sie fragt natürlich immer wieder nach, wie ich mich fühle und wie weit ich mit der Therapie gekommen bin aber diese kurzen Gesprächsanteile sind vollkommen sachlich und undramatisch. Wir unterhalten uns lieber über spannendere Dinge.

Mit der neuen Woche, getreu nach meinem Motto „neues Spiel, neues Glück", erweitern wir unsere frühen Waldrunden langsam und bald traue ich mich wieder alleine los. Meine Reaktionen auf Medulla Ossium sind deutlich geringer als durch die Spritze aber der Effekt, dass mein Immunsystem anspringt und die Zellproduktion gestartet wird, ist nicht zu übersehen. Ich schwächele erkältungsmäßig durch die Gegend.

In der Zwischenzeit sind alle meine Körperhaare verschwunden. Die Glatze bereit mir dabei die geringsten Probleme. Wirklich unangenehm ist der Verlust der Nasenhaare. Ich habe ihnen nie eine große Bedeutung beigemessen, werde aber jetzt vom Gegenteil überzeugt. Ich gehe dazu über, meine Naseninnenwände ständig einzucremen und ich verlasse das Haus nicht mehr ohne Taschentuch, weil meine Nase ständig läuft.

Das Fehlen meiner Augenbrauen und meiner Wimpern stört mich vor allem bei meinen sportlichen Aktivitäten. Auch deren Funktion lerne ich mit der Chemotherapie erst richtig zu schätzen. An ganz heißen Sommertagen trage ich ein Frottee-Stirnband, damit mir der Schweiß nicht direkt in die Augen rinnt und denke unwillkürlich beim kurzen Blick in den Spiegel an die früheren Tennisprofis, bei denen solche Stirnbänder lange Zeit en vogue waren.

Nach dem Abschluss der EC-Therapie steht die Kontrolluntersuchung in meiner Lieblingspraxis, beim Kardiologen an. Die Gepflogenheiten der Praxis kenne ich ja mittlerweile und suche mir einen weiter weg gelegenen Parkplatz ohne Parkuhr und in meiner Tasche steckt eine Flasche mit Tee. Auch bei diesem Termin warte ich, wie nicht anders zu erwarten, stundenlang. Die Untersuchung dauert wieder nur ein paar Minuten und dann schießt der Arzt den Vogel ab. „Das sieht alles sehr gut aus, Frau König. Sie können mit der Chemotherapie beginnen." Ich falle fast von der Liege. Was hat er gerade gesagt? Ich frage nach. „Sie können mit der Chemo beginnen, alles in bester Ordnung." „Aber ich habe die erste Hälfte der Chemo bereits hinter mir." „Na umso besser." Und schon ist er wieder durch die Tür und die Medizinische Fachangestellte folgt ihm auf den Fuß.

Ich bin schockiert und sprachlos. Dieser Arzt hat nicht einen einzigen Blick in meine Akte geworfen. Ich bin nur ein weiteres Herzecho, auf dem Weg in seine Mittagspause. Das darf doch alles nicht wahr sein! Dann übergeht er meinen Hinweis auch noch mit einer legeren Bemerkung, so als wäre nichts gewesen. Und ich stehe alleine zurückgelassen im Behandlungsraum und weiß nicht, wohin mit meinem maßlosen Ärger. Ich werde total aggressiv und verlasse unter Wahrung aller Contenance die Praxis. Natürlich könnte ich mich beschweren, aber was bringt das, außer Ärger, den ich jetzt überhaupt nicht gebrauchen kann. Ich schiebe diesen Wahnsinn also zur Seite und beschließe, sollte ich jemals wieder einen Kardiologen aufsuchen müssen, mir einen anderen zu suchen.

Die fünfte Chemotherapie

Mit der nächsten Therapie-Runde wird das Medikament gewechselt. Es geht weiter mit Paclitaxel. Taxane sind natürlich vorkommende Zytostatika, die das Zellwachstum bzw. die Zellteilung hemmen und werden aus der Eibe gewonnen. Neben den klassischen Veränderungen des Blutbildes führen sie zu Beschwerden aller Art im Magen-Darmbereich und rufen Schädigungen an den Finger- und Zehennägeln hervor, die sogar zu deren Ausfall führen können. Deshalb rät das Onkoteam dazu, die Nägel mit einem dunklen Nagellack zu lackieren, da diese Schädigungen besonders im Zusammenwirken mit Sonnenlicht auftreten. Also lackiere ich mir zum ersten Mal seit gefühlten dreißig Jahren wieder die Nägel. Das ist vielleicht ein komisches Gefühl.

Eine besonders gefürchtete Nebenwirkung ist die Polyneuropathien, eine Nervenschädigung an den Händen und Füßen. Aus diesem Grund tragen die Patientinnen in der Klinik während der Taxan-Infusionen doppelt übereinander gezogene Einmalhandschuhe, die eine Nummer kleiner sind, als man sie normalerweise tragen würde. Dadurch wird das Gewebe und die kleinsten Kapillaren an den Fingern stark komprimiert, um zu verhindern, dass die Taxane bis zu den kleinsten Nervenendigungen gelangen und diese zerstören. Zumindest reduziert man die Nervenschädigungen mit dieser Maßnahme deutlich.

Ich denke mir, was an den Händen funktioniert, klappt ja vielleicht auch an den Füßen und besorge mir Kompressionssocken, die mir zu klein sind.

Ende August geht es dann los. Ich bin sehr aufgeregt vor der ersten Begegnung mit dem neuen Medikament. Meine beiden Mitpatientinnen beruhigen mich aber damit, dass sie die Taxane wesentlich besser vertragen als die EC-Therapie und ich halte mich an unseren Leitspruch an der Wand des Chemotherapie-Zimmers und warte auf nichts.

Der restliche Tag verläuft dann erstaunlich harmlos. Ich habe keine Schmerzen am Implantat und es kommt auch keine Übelkeit auf. Ich bin zwar aufgekratzt und kann nicht wirklich schlafen aber das kenne ich ja.

Auch der zweite Tag geht ohne nennenswerte Komplikationen vorüber und ich schlafe nachts sogar ein paar Stunden. Als ich am nächsten Morgen aufwache, ist es wie in einem Albtraum. Ich habe brutale Schmerzen im ganzen Körper und fühlte mich, als hätte mich ein Bus überfahren. Ich habe leichtes Fieber und geschollene, schmerzhafte Lymphknoten. Mein Bauch ist bretthart und meine Verdauung ist praktisch außer Betrieb. Nach einer kurzen Beratung mit meinem Bruder entscheide ich mich für Paracetamol, weil die Schmerzen nicht zu ertragen sind. Wir verabreden, am nächsten Morgen nochmal zu telefonieren.

Meine Situation verschlimmert sich bis zum nächsten Morgen, das Fieber ist weiter gestiegen und ich kann mich vor Schmerzen kaum bewegen. Mein Buder kommt um mich zu untersuchen und diagnostiziert neben einer Sommergrippe eine ausgewachsene Gastroenteritis, eine Schleimhautentzündung des gesamten Magen-Darm-Traktes. Es gibt genau zwei Möglichkeiten: Ich bleibe zu Hause und versuche mit Paracetamol das Fieber zu senken und mit Hausmitteln meine Magen-Darm-Geschichte zu regulieren. Oder ich gehe in die Klinik.

Ich entscheide mich gegen die Klinik. Mit daniederliegendem Immunsystem kurz nach der Chemo ist mir das Risiko eindeutig zu hoch, mir im Krankenhaus eine weitere Infektion einzuhandeln. Mein Bruder sieht das genauso. Im Krankenhaus würde man mir außerdem auch nur fiebersenkende Mittel verabreichen.

Er bittet mich aber, die Einnahme von Paracetamol zu protokollieren, damit ich die Höchstdosis nicht überschreite. Ich liege komplett flach. Essen ist unmöglich, mein Magendarmtrakt rebelliert aufs Äußerste. Erst am Abend des dritten Tages habe ich Lust auf eine kleine Portion Eis, die ich genieße und gut vertragen. Damit ist ein Lichtstreif am Horizont erkennbar.

Aber die Taxane lassen mir keine Ruhe. Über Nacht entwickelt sich ein stark juckender Ausschlag an den Oberschenkeln, am Rücken und an den Händen. Ich denke spontan an eine Herpes-Reaktivierung und dass mir jetzt noch eine Gürtelrose zu meinem Glück fehlt. Ich ziehe meinen Hausarzt zu Rate und er tippt aber auf eine allergische Reaktion auf die Taxane. Er nimmt mir Blut ab, das noch am gleichen Tag ins Labor geht und ich verlasse die Praxis mit einem Rezept über Fenistil-Tropfen. Fenistil ist ein Antihistaminikum und blockiert die überschießende Immunantwort, die sich als allergische Reaktion zeigt.

Die Ergebnisse der Blutuntersuchung sind klassisch für eine massive Entzündung. Die Leukozyten-Werte sind für meine Chemo-Verhältnisse mit fast 40.000 pro Milliliter exorbitant hoch, die Entzündungsparameter gehen durch die Decke und die Leberwerte sind auch nicht wirklich prickelnd. Das Fieber ist zwar gesunken aber ich fühle mich zu ersten Mal richtig krank. Keine Runden im Wald, ich liege noch ein paar weitere Tage im Bett.

Anfang der kommenden Woche bin ich wieder einigermaßen on board und telefoniere mit einer Mitarbeiterin des Onkoteams, die mir vorschlägt, die Taxan-Therapie umzustellen. Bei so schwerwiegenden Unverträglichkeiten von denen ich berichte, könne man die Infusion dritteln und auf eine wöchentliche Gabe umstellen, die dann deutlich besser vertragen wird. Ich stimme diesem Vorschlag zu und hoffte, dass sie damit Recht behält.

Es bleiben drei große Infusionen geteilt durch drei, also neun Wochen Klinik-Marathon. Im ersten Moment verlässt mich mein Mut aber noch bevor ich anfange, mich selbst zu bedauern, werde ich wütend. Es kann doch nicht sein, dass mich die dämliche Eibe kleinkriegt. Eiben konnte ich noch nie leiden, ich verstehe gar nicht, warum sie in so vielen Vorgärten zu finden ist. Na warte, du Eibe, dir werde ich es zeigen.

Wieder ziehe ich Hr. Bagot zu Rate und finde einige neue Ansatzpunkte. In den Vordergrund stelle ich die schnelle Ausleitung der Zytostatika und nehme dazu Sulfur, Okoubaka und weiterhin Nux Vomica. Ich entscheide mich für Rhux Toxicodendron gegen die Knochen- und Gelenkschmerzen und gönne meinen Finger- und Fußnägel Graphites.

Ich stelle mir einen genauen Medikationsplan zusammen, den ich an manchen Tagen mit einem Kurzzeitwecker einhalte. Man kann nicht haufenweise unkontrolliert Globuli nehmen, nach dem Motto „viel hilft viel". Ich überlege genau, wann ich was nehme, zu jeder Tageszeit immer nur zwei, maximal drei verschiedene Mittel und dann mit einem Abstand von einer halben Stunde. Außerdem stehen am Tag vor und zwei Tage nach der Infusion die Medikamente aus der Klinik fest auf meinem Plan und ich nehme zusätzlich noch die Nahrungsergänzungsmittel aus der Behandlung des ganzheitlich arbeitenden Onkologen. Ich hätte mir niemals vorstellen können, so viele Tabletten in mich reinzuschaufeln. Aber das ist mir in der Zwischenzeit auch egal. Hauptsache, ich komme durch. Es gilt neun Wochen zu überstehen, das ist das erklärte Ziel.

Taxane weekly

Die beiden Wochen bis zur ersten Taxan-weekly-Sitzung brauche ich wirklich, um mich zu erholen. Die Nebenwirkungen der Eibe sind vollständig anders, als die der EC-Therapie. Ich beginne wieder bei null um eine Strategie zu entwickeln. Ich bin sehr skeptisch und beobachte meine Körperreaktionen übergenau.

Ich habe einen festen Wochenplan. Die Woche beginnt mit der Blutbildkontrolle und danach fahre ich zum „Gehirnjogging", das ich unter keinen Umständen versäumen will. Zwei Tage später ist die Therapiesitzung und wieder zwei Tage später gehe ich zur Physiotherapie und erhalte Manuelle Therapie und Lymphdrainage. Damit ist das therapeutische Programm der Woche abgearbeitet und ich darf mich ausruhen. Für meine freie Zeit überlege ich mir eine To-Do-Liste mit Dingen, die mir Freude bereiten, die ich genauso akribisch abarbeite.

Ich backe beispielsweise in den folgenden Wochen vor jedem Therapietag einen kleinen Kuchen für das Onkoteam. Ich bezeichne das in der Klinik scherzhaft als „Therapeutisches Backen" und genauso sehe ich es auch. Das Backen lenke mich ab, der Geruch von frisch gebackenem Kuchen weckt meine Lebensgeister und ich habe ein Ergebnis vor mir stehen, mit dem ich anderen eine Freude bereiten kann.

Ich besuche an jedem Wochenende meine Freunde und wir verbringen die Abende im Garten. Ich lasse keine Waldrunde mehr ausfallen, obwohl meine Müdigkeit von Woche zu Woche zunimmt. Manchmal verabrede ich mich mit einer der Mitpatientinnen aus der Therapiegruppe. Wir wohnen tatsächlich nur einen Steinwurf voneinander entfernt. Die Runden mit ihr sind für uns beide eine wichtige Gelegenheit, uns auszutauschen. Ihre Taxan-Therapie bleibt auf dem Drei-Wochen-Rhythmus. Sie hat wesentlich weniger damit zu kämpfen als ich. Ihre Reaktionen auf die EC-

Therapie waren dafür umso heftiger als meine. Aber prinzipiell haben wir mit den gleichen Geschichten zu tun, die für die Eibe klassisch sind.

Ich arbeite mit allen Tricks, um meinem Tag und meiner Woche eine feste Struktur zu geben, an der ich mich entlanghangele, was mit enorm hilft. Die Nebenwirkungen der Therapie machen mir aber trotzdem sehr zu schaffen. Der Ausschlag bleibt und flammt nach jeder Infusion wieder auf, die Fenistil-Tropfen bleiben das Mittel meiner Wahl.

Beim Duschen spüre ich plötzlich gefühllose Bereiche an meinen Fußsohlen, die gefürchtete Polyneuropathie stellt sich also doch ein. Es hätte mich sehr gewundert, wenn sie ausgeblieben wäre. Alle Autoren schreiben darüber. Jetzt gilt es, sie soweit es geht einzudämmen. Ich bin mit einer weiteren Nosode vorbereitet. Ich beginne, in Absprache mit dem Onkoteam, Nervus Medianus einzunehmen. Meine ursprüngliche Skepsis den Nosoden gegenüber habe ich durch die Erfahrungen mit Medulla Ossium vollkommen abgelegt.

Zu allem Überfluss entwickelt sich dann die veränderte Geschmacksempfindung, die mich vollkommen unvorbereitet trifft. Ich sitze mit meiner Schwester und ihrem Mann beim Mittagessen, vor uns eine wunderbare, selbstgemachte Pizza Salami und ich spucke den ersten Bissen direkt wieder aus. Das ist mir unglaublich peinlich. Ich hätte mir nie träumen lassen, so etwas bei Tisch zu tun. Aber es geht nicht anders, es ist mir nicht möglich, das Essen auch nur im Mund zu behalten. Für meine Schwester und ihren Mann ist das kein Drama, für mich allerdings schon.

Es wird zunehmend schwieriger Lebensmittel zu finden, die ich überhaupt essen kann. Am besten funktionieren Süßspeisen aller Art. Kuchen beispielsweise geht immer, soll ich aber nicht. Manche Autoren sind der Meinung, dass man mit Zucker die Tumorzellen füttert aber was soll ich machen? Nichts zu essen ist auch keine Option.

Alles was mit Fleisch zu tun hat lasse ich freiwillig bleiben. Käse funktioniert meistens, in kleinen Mengen. Dann entdecke ich die Welt der Gemüsesuppen, und plötzlich habe ich wieder eine große Auswahl. Die Kartoffel stellt sich dabei als besonders interessant heraus, sie ist nicht nur bestens geeignet, um die Suppen gehaltvoll zu machen, ich stelle auch fest, dass sie mir in allen erdenklichen Zubereitungsarten schmeckt. Wie gut, dass ich schon immer ein Freund der Kartoffel war.

Am meisten überrascht mich, dass ich kein sprudelndes Mineralwasser mehr trinken kann. Es geht nur noch Stilles Wasser, das ich noch nie leiden konnte. Somit bin ich wieder bei meinem Spezialtee angelangt, den ich in der Zwischenzeit heiß und kalt trinke. Was seltsamerweise auch geht, ist hin und wieder ein Schlückchen Riesling. Ich erlaube mir alle paar Tage ein paar homöopathische Schlückchen um den metallischen Geschmack wenigstens für eine Weile zu überdecken.

Dann schlägt das Cortison erbarmungslos zu, das ich jetzt jede Woche nehmen muss. Ich werde praktisch mit jeder Woche ein Kilo schwerer, abgesehen davon, dass ich an den ersten beiden Tagen nach der Einnahme das Gefühl habe, dass mein Gesicht glüht wie Holzkohle. Wieder suchte ich Rat bei Dr. Bagot und greife zu hochpotenziertem Cortison zur Ausleitung, womit ich erstaunliche Erfolge erziele. Das Gefühl aufgepumpt zu sein legt sich sehr schnell, die Wassereinlagerungen an den Beinen verschwinden ganz. Das Glühen meines Gesichtes geht für ein paar Tage auf ein erträgliches Maß zurück.

Meine Globuli-Sammlung weitet sich aus und ich greife auch in den kommenden Wochen auf weitere symptomspezifische Vorschläge von Dr. Bagot zurück. Ich teste sie immer ein paar Tage und beobachte ob sich Änderungen einstellen. Nicht alle Arzneien sind erfolgreich, aber ich lasse mich davon nicht entmutigen, einen Versuch ist jedes Mittel wert.

Die nächsten Wochen spule ich wie ein Roboter ab. Meine Therapie wird zu meinem Job mit einer 60-Stunden-Woche. Die Taxane rauben mir meine Kraft, was ich von Woche zu Woche deutlicher spüre. Meine frühmorgendlichen Runden im Wald, zu denen mich meistens meine Schwägerin begleitet, werden richtig anstrengend und ich lege neuerdings Pausen an Steigungen ein, die ich vorher locker durchgezogen habe.

Meine Beine und Arme sind schwer wie Blei und ich habe dauerhaften Muskelkater, vor allem in den Oberschenkeln. Alle Autoren sind sich einig, dass nur Bewegung gegen die Schmerzen in den großen Muskelgruppen hilft, die durch die Taxane ausgelöst werden. Und mir fallen meine täglichen Yogaübungen wieder ein, die ich nach der OP aufgegeben und nicht wieder begonnen habe.

Vor ein paar Jahren entdeckte ich ein Yogastudio um die Ecke meiner Wohnung und meldete mich spontan dort an. Ich suchte einen Ausgleich zu meinem turbulenten Lebenswandel und hoffte darauf innere Ruhe und Ausgeglichenheit zu finden. Ich war zwar ausdauermäßig mit meinen langen Walkingrunden gut unterwegs aber durch das viele Autofahren und Sitzen war ich ziemlich eingerostet. In diesem Studio wurde Ashtanga-Yoga angeboten, das meinen Vorstellungen genau entsprach. Durch die kraftvollen Übungsfolgen, die sich in jeder Stunde wiederholen und den Rhythmus, der durch den eigenen Atem vorgegeben wird, gelang es mir, meinen Kopf auszuschalten. Nur Atem und Bewegung im Gleichklang.

Ich besuchte meistens zwei Yogaklassen in der Woche und stellte nach kurzer Zeit fest, dass mir diese gelassene Art zu Üben nicht nur große Freude macht, sondern dass ich mich auch körperlich deutlich besser fühlte. Ich integrierte Yoga fest in meinen Alltag und ging jeden Morgen auf die Matte bevor ich frühstückte. Ich war von Anfang an eher der sportliche und nicht der meditative Yogi. Meine spirituelle Heimat hatte ich vor zwanzig Jahren ja schon mit Reiki gefunden.

Ich beschließe also, wieder jeden Morgen meine Matte auszurollen, die sträflich vernachlässigt in der Ecke stand. Mein linker Arm und beide Schultern sind durch die Operation immer noch eingeschränkt, aber ich kann den Arm schon wieder auf Schulterhöhe anheben. Es ist ein schweres Unterfangen, in der ersten Woche meinen inneren Schweinehund zu überwinden. Außerdem muss ich ziemlich kreativ werden, um Asana-Varianten zu finden, die mir körperlich überhaupt möglich sind.

Ich muss über mich selbst lachen, wie ich dastehe, in meinem dreibeinigen, herabschauenden Hund, weil der linke Arm sich noch nicht so recht daran erinnert, was er mal konnte. Und wie ich ächze und stöhnte bei den vorsichtigen Dehnübungen der Brustmuskulatur, die auf beiden Seiten aufgeschnippelt und wieder zugenäht wurde. Ich fühle mich so alt wie meine Omi.

Aber wie sagte einer meiner Yogalehrer oft „Das eigene Ego schicken wir vor die Tür, wenn wir auf die Matte gehen. Es ist nicht wichtig, wie tief oder wie weit wir kommen. Wichtig ist einzig und allein der Weg dahin. Und halte dich an seine oberste Yoga-Regel: „Geh nicht in den Schmerz. Spürst du einen stechenden Schmerz, geh etwas zurück und atme, atme tief und lasse los." Und ich atme.

Meine morgendlichen Yogaübungen werden erstaunlich schnell wieder zur Routine und sie verbessern meinen körperlichen Zustand um Längen. Ich genieße die vorsichtigen Dehnübungen wieder und bin dankbar um jeden Millimeter, den ich auf diesem Weg zurücklege.

Mit jeder weiteren Therapiewoche neigen sich meine Kräfte einem gefühlten Ende entgegen. Ich habe das Bild vor Augen, dass ich an einem Abgrund stehe und mich nicht traue, in die Tiefe zu blicken. Ich fixiere stur den fernen Horizont. Ich trage einen festen Gürtel um den Bauch, an dem eine Rückholleine befestigt ist, den jemand von meinem Onkoteam in der Hand hält. Sollte ich Anstalten machen nach vorne zu kippen, würden sie mich zurückziehen.

Mir wird bewusst, dass ich bis an den Rand meiner körperlichen und mentalen Kräfte vergiftet werde, um meine Erkrankung zu besiegen. Und mir ist klar, dass die Menschen im Onkoteam jahrelange Erfahrung im Halten der Leine haben und ich vertraue ihnen blind.

Ich ruhe und schlafe so viel ich kann, um die letzten Reste meiner Kraft zu sammeln. Aber zwei Wochen vor Therapieende stürze ich mental vollkommen ab. Ich kann nicht mehr. Ich will nicht mehr.

Kurz bevor ich in den Rheingau gezogen bin, habe ich bei einem kleinen Konzert in Leverkusen nach langer Zeit einen Weggefährten wiedergetroffen, der mir damals mehr als wertvollen war. Wir nahmen den Kontakt wieder auf und blieben seit dem, auch während der gesamten Therapie fast täglich mit kurzen WhatsApp Nachrichten in Kontakt. Er ist der einzige Mensch, dem ich überhaupt beichte, dass ich darüber nachdenke, die beiden letzten Sitzungen abzusagen. Meiner Familie brauche ich mit diesem absurden Gedanken gar nicht erst zu kommen, ich kenne ihre Antwort.

Und ich kenne auch die Antwort meines Freundes, aber ich habe es wenigstens ein einziges Mal ausgesprochen und alleine das hilft mir. Ich gebe damit zu, dass ich nicht unkaputtbar bin und dass ich diese Therapie nicht einfach cool abspule. Ich bin an meinen absoluten Grenzen angekommen, körperlich und moralisch.

Wir tauschen an diesem Abend viele Nachrichten aus. Meine Erschöpfung, meine Wut, meine Angst, ich erzähle ihm alles. Es gelingt ihm, mich mit seiner unnachahmlichen, humorvollen Art zu beruhigen und er rät mir, erst einmal zu schlafen. „Morgen ist ein neuer Tag und mit hoher Wahrscheinlichkeit sieht die Welt in ein paar Stunden wieder ganz anders aus. Neues Spiel, neues Glück".

Ich hatte eine gute Nacht und es ist ihm gelungen, das winzige Flämmchen in mir wieder zum Aufflackern zu bringen. Er kennt mich wirklich sehr gut und hat meinen Ehrgeiz für die letzten noch verbleibenden Meter angestachelt, ohne es wirklich auszusprechen. Er glaubt fest daran, dass ich es schaffe und am nächsten Morgen glaube ich es auch wieder. Ich mobilisiere meine allerletzten Energiereserven. Ich gehe diesen Weg bis zum bitteren Ende und wenn ich auf allen Vieren zur letzten Therapiesitzung krabbeln muss.

Die letzte Chemotherapie blende ich dann vollkommen aus. Ich lasse die Prozedur über mich ergehen und wiederhole im Geiste immer wieder, dass es in ein paar Stunden, in einer Stunde, in einer halben Stunde vorbei ist und dass ich danach schlafen darf. Hundert Jahre Schlaf sind eine wunderbare Vorstellung. In manchen Chemo-Gruppen wird die letzte Sitzung zelebriert aber meine sympathischen Mitpatientinnen haben mich abgehängt, ihre Therapie ist bereits zu Ende und ich bin mit einer für mich neuen Gruppe von Frauen zusammen, die ich nicht mehr kennenlernen möchte. Ich verabschiede mich nur noch still und leise vom Onkoteam und lasse mich nach Hause fahren.

Ich will nichts mehr sehen oder lesen, keine Medikamente, keine Therapievorschläge, keinen Ablenkungen, ich will nur noch in Ruhe gelassen werden und weinen.

Zwei Tage später habe ich Geburtstag, zu dem ich meine Familie und meine engsten Freunde in mein Lieblingsrestaurant eingeladen habe. Der Plan war, das Ende der Chemotherapie mit den Menschen zu feiern, die mich auf diesem Weg begleitet haben. Hätte ich geahnt, wie ich mich fühle, hätte ich einen späteren Termin gewählt. Aber absagen kommt nicht in Frage, ich habe ja wahrlich genug Gründe zum Feiern.

Der Abend ist dann wirklich sehr amüsant. Meine Gäste finden das Essen wunderbar. Ich selbst kann es leider nicht beurteilen, da ich außer der vorzüglichen Nachspeise nur Knödel und Salat essen kann, aber das spielt keine Rolle. Ich bin bis über die Ziellinie gekommen und wir stoßen mit einem vorzüglichen Crémant darauf an.

Nach dieser kleinen Feier schlafe ich gefühlt eine ganze Woche. Der Dezember steht vor der Tür und es ist ungemütlich kalt draußen. Ich habe weder Lust auf den Winterwald noch will ich Freunde besuchen. Ich kuschele mich unter meine Lieblingsdecken und bin dankbar, dass ich lebe. Ich lege mir immer wieder die Hände auf und konzentriere mich gedanklich nur noch darauf, wieder zu Kräften zu kommen.

Nach ein paar Tagen holt mich meine Familie dann vorsichtig aber konsequent Stück für Stück aus meinem vorgezogenen Winterschlaf in das normale Leben zurück. Ich unternehmen lange Spaziergänge mit meinem ältesten Bruder, ich backe mit meiner Schwester zusammen Weihnachtsplätzchen und wir probieren alle möglichen Rezepte aus, um zu testen, wie sich meine Geschmacksverirrungen langsam legen.

Ich kann die Erleichterung meiner Familie förmlich greifen und auch ich spüre, wie eine tonnenschwere Last langsam aber sicher von mir abfällt. Wir haben alle zusammen das wichtigste Projekt meines bisherigen Lebens zu einem guten Ende geführt.

Heitere und gelassene Freude erfüllt uns.

Literaturverzeichnis

1   Zentrum für Krebsregisterdaten, Robert Koch-Institut Berlin, Stand: 30.09.2022

2   https://www.nccih.nih.gov/health/complementary-alternative-or-integrative-health-whats-in-a-name, Aufruf 21.12.22

3   Homöopathie, Heilen mit der Kraft der Natur, Sven Sommer, Gräfe und Unzer Verlag GmbH, 7. Auflage, 2005

4   Krebs und Homöopathie, Dr. Jean-Lionel Bagot, Unimedica, 3. Erweiterte Auflage, 2015

5   Reiki im ersten und zweiten Grad, Praxishandlung zur Ausbildung im traditionellen Reiki System nach Mikao Usui, Sigrid König, BoD Verlag, 2022

6   Patanjali Das Yogasutra, von der Erkenntnis zur Befreiung, R. SriramTheseus in Kamphausen Media GmbH, Bielefeld, 2006

7   LifeKinetik®: Bewegung macht Hirn, Horst Lutz, Meyer & Meyer Fachverlag und Buchhandel GmbH, 2017

8   Lehrbuch der Homöopathie, Grundlagen und Praxis, Thomas Genneper und Andreas Wegener, Karl F. Haug Verlag, 1. Auflage, 2001

9   Homöopathische Mittel und ihre Wirkung, Materia medica und Repertorium, William Boericke, Wissenschaftlicher Autorenverlag KG, Leer, 7. Auflage 2002

Danksagung

Ich möchte mich bei allen Menschen bedanken, die mich medizinisch und therapeutisch begleitet haben. Ganz besonders danke ich Herrn Dr. Eberhard Müller, meinem betreuenden Arzt und Chefarzt der Gynökologie im Marienhaus Klinikum St. Wendel. Ich habe ihn als ausgesprochen kompetenten, empathischen und aufmerksamen Arzt erlebt, dem es gelungen ist, mich als Patientin immer genau da abzuholen, wo ich stand. Sein Ruhestand sei ihm von Herzen gegönnt.

Ebenso gilt mein besonderer Dank Herrn Dr. Jean-Lionel Bagot, dem Autor des Buches „Krebs und Homöopathie". Er ist der leitende Oberarzt der Abteilung für integrative Medizin an den Saint-Vincent-Kliniken zu Straßburg. Er behandelt seit vielen Jahren die verschiedensten Nebenwirkungen von Krebstherapien mit homöopathischen Arzneimitteln und das mit großem Erfolg. Ich danke ihm, dass er sein immenses Wissen teilt und mir erlaubt hat, ihn zu zitieren.

Ich danke allen meinen Freunden, die mir mehr als wertvolle Wegbegleiter waren. Durch sie habe ich in dieser Zeit erfahren, was wahre Freundschaft wirklich bedeutet.

Nicht zuletzt danke ich meinen Geschwistern und ihren Familien aus tiefstem Herzen. Ich weiß nicht, ob ich diese bisher schwierigste Zeit meines Lebens ohne ihre unbeschreibliche Hilfe überstanden hätte. Ganz sicher weiß ich aber, dass ich dieses Buch ohne ihre Motivation und ihre konstruktive Unterstützung nicht geschrieben hätte.

Die Autorin

Sigrid König ist 1964 im Saarland geboren, wo sie heute wieder lebt. Nach ihrer medizinischen Ausbildung arbeitete sie mehrere Jahre in der molekularbiologischen Forschung an einem großen Universitätsklinikum. Danach wechselte sie in den IT-Bereich im Gesundheitswesen und leitete über viele Jahre die Projektabteilung in einem internationalen Softwareunternehmen.

Sie beschäftigt sich seit ihrer medizinischen Ausbildung intensiv mit einzelnen komplementärmedizinischen Behandlungsverfahren und kennt deren großes Potential bei der Unterstützung schulmedizinischer Behandlungen.

Sie ist eine erfahrene Reiki-Meisterin und hat sich in mehr als 20 Jahren ein umfangreiches Wissen durch die Begleitung schwerstkranker Menschen mit Reiki erworben. Und sie verfügt über umfassende Kenntnisse in der Homöopathie.

2018 erkrankte sie an Brustkrebs und hat über den gesamten Zeitraum der schulmedizinischen Therapie alle hier beschriebenen komplementärmedizinische Behandlungsmethoden eingesetzt.

Im ersten Teil des Buches stellt sie jedes dieser Verfahren vor und beschreibt deren Wirkmechanismen und ihre persönlichen Erfahrungen mit den jeweiligen Methoden. Im zweiten Teil schildert sie sehr kurzweilig und authentisch den Verlauf ihre eigene Therapie.

Ihre Geschichte macht Mut, um nicht vor der Diagnose Brustkrebs zu kapitulieren, sondern als selbstbestimmte Patientin maßgebend zum Therapieerfolg beizutragen.